壓力

努力撐過就好嗎？

該放鬆的也許不是身體，而是你的情緒

Okada Takashi
岡田尊司——著　王美娟——譯

當心靈就快承受不住時

人類無時無刻都在承受某種壓力。不過，人類也具備抵抗壓力的能力。

適度的壓力反而是種良好的刺激，能夠增進我們的活力，或是促使我們發揮能力。

然而，並非所有的壓力都具有這種正面效果。當壓力超過容許範圍、超越極限時就會引發數種負面狀態，其中最貼近你我且發生頻率很高的就是適應障礙。

適應障礙是無法順利融入環境所引發的心理障礙，主要表現為憂鬱、不安、喪失幹勁或自信、身體不適等等，也有不少患者會出現焦慮易怒的症狀，或是陷入成癮行為這類行為問題。當環境或生活型態改變、負擔或責任變大時就容易引發適應障礙，誘因多為挫折、失敗、斥責、非難等負面體驗，以及遭受孤立的狀況等等。

用一句話來說，適應障礙即是沒有容身之處，或是自尊心受損、心靈就快承受不住的狀態。不過，這個階段患者還有復原力，只要離開不適應的環境，或是減輕壓力，患者很快就能恢復原狀，這是適應障礙的最大特徵。

因此單從這點來看，適應障礙有時會被人誤解為「懶惰」，而不是「真的生病」。

可是，這種想法就好比「骨折是病，但骨頭彎了還算不上生病，只要忍耐一下就好」，要是一直忍耐的話，骨頭有可能真的斷掉，再也無法復原。早期進行適當的處理反而更加重要。

憂鬱被稱為「心靈的感冒」，但真正的憂鬱症，其實是如同肺炎或結核病那樣的重症，而不是小小的感冒。適應障礙才適合稱為「心靈的感冒」，妥善處理的話很快就能痊癒，但要是拖著不管就會變得很棘手。由此可見，處理方式非常重要。

並不是只有原本就缺乏適應力的人才會患上適應障礙。就算是完全相反的類型——公認比他人更樂觀進取、適應力不錯的人，一樣會患上適應障礙。這是因為具備適應力、忍耐力的人往往太自信，認為環境就算有些嚴苛自己也撐得住，不肯示弱或叫苦，只會咬緊牙根想辦法克服。雖然有時候人確實能靠一己之力克服障礙，但這麼做也有可能超出自己所能承受的限度。

在這層意思上，適應障礙所引發的各種症狀及行為問題，乃是警示我們適應不良、心靈快要承受不住的SOS求救訊號。早期察覺這項警訊，施以適當的治療或處理，亦可防止我們陷入無法挽救的狀態。

從拒絕上學到新型憂鬱症

無論是小孩子、年輕人、成年人或老年人，任何年齡層的人都有可能發生適應障礙。由於每個人的狀況或壓力的種類不同，有些適應障礙看起來像是另一種疾病，有些適應障礙則是叫另一種病名。

舉例來說，不曾尿床的孩子突然尿床，或是不想去幼稚園或托兒所，有時候是環境壓力所引起的。這種現象一般大多稱為夜尿症（夜間遺尿症）、不想登園（不想去幼稚園），但這不過是指症狀。

實際的情況是，小孩子在某個環境裡感到壓力，並且發出了警訊。這項警訊就是夜尿症或不想去幼稚園。

年紀再大一點的小學生或國中生，就常會出現早上爬不起來、身體不適常常請假、越來越不喜歡去以前很愛去的補習班或社團活動之類的情況。這種情況也大多屬於適應障礙。因為自己與環境之間產生了不適應，才會讓之前辦得到的事變得難以實行。

之前能夠正常做到的事開始令自己痛苦不堪，或是沒辦法正常做到，是適應障礙常見的現象。

年紀再大一點，則常會碰到不肯去好不容易考上的高中或大學、心情悶悶不樂的狀況。成年之後，也經常會發生本來總是幹勁十足地去公司上班，但從某天起就越來越沒熱情，覺得上班很麻煩，最後就不去上班的情況。

上述這些情況，大多會被診斷為「憂鬱症」，不過原本的憂鬱症，一般會伴隨體重減輕、動作遲緩、彷彿戴上面具般缺乏表情等身體症狀。然而最近常見的案例則是，雖然不敢去上班，但做工作以外的事時卻精神奕奕、活力十足，因此這又稱為「新型憂鬱症」。

可是，這類狀況實際上大多屬於「適應障礙」，而非「憂鬱症」。

適應障礙與憂鬱症的最大不同在於，前者只要消除壓力就能恢復精神。如果是憂鬱症，就算解決了引發憂鬱症的問題、消除了壓力，患者也不會馬上恢復原狀。憂鬱症復原需要一段時間，而年紀越大，復原所需的時間也越長。

不過，適應障礙就完全不同。無法去上學或上班而鬱鬱寡歡，甚至不想離開被窩的人，只要擺脫學校或是公司，就彷彿變了個人般恢復活力。還有另一種常見的情況是，一旦決定離開不適合自己的學校或公司，內心的悶氣就頓時煙消雲散，不僅恢復精神，還能自信滿滿地朝新的人生目標展開行動。

這種時候就該懷疑是適應障礙

如同前述，適應障礙的症狀表現會因年齡層、此人所處的狀況、此人的適應力或行為模式而有所不同。

幼兒或低齡兒童常見的表現，就是變得愛哭或常做出令人困擾的行為。周遭容易把這類表現視為困擾行為，但真正困擾的人其實是小孩子，因為他們不太會用言語表達，才轉而用行動表達。自殘行為、成癮行為、攻擊弱小與破壞行為也是常見的表現。

到了青春期至青年期，症狀表現則更加細分化。憂鬱或焦慮不安等症狀變得越來越明確。

不過，因為孩子正值精力十足的時期，周遭大多難以察覺這類症狀，反而容易把焦點放在行為問題上。

反映在行為上的問題，大多為逃學或蹺課、不想去上學或上課、早上賴床、常常請假這類最初的警訊，有些人則以叛逆、焦慮、家庭暴力、不良行為等形式表現。另外，在當事者想尋求避難所來逃避沒有容身之處的現狀時，也很容易發生自殘行為、離家出走、依賴藥物或依賴人際關係等情況。

成年後，憂鬱與焦慮不安等症狀變得能清楚辨識，而且通常會被診斷為「憂鬱狀態」或「焦慮症」。

不過，也有些人在察覺到自己的精神出現異狀之前，身體反而先出現不適。無論有無自覺，此人都不再有自信或熱情。他會覺得上班很痛苦，常常請假，有時更是一點也不想去公司。但是，到了假日心情就變得比較好，做自己喜歡的事時反倒精神奕奕、幹勁十足。

此外，為了消解壓力，當事者常會攻擊或把怨氣發洩在身邊的人事物上，抑或沉迷於酒精、賭博、打電動等成癮行為。這種行為往往會使當事者更加逃避現實，形成惡性循環。

高齡者也常患上適應障礙。隨著年紀增長，人的適應力與抗壓性會逐漸衰退，因此就算只是些微的環境變化，高齡者也很難承受得住。

到了這個年紀，失去重要之物的體驗，往往比獲得新事物的體驗還多。客體喪失（Object Loss，失去熟悉多年的依附對象）也是引發適應障礙的重要因素之一，由此發展成憂鬱症的情況也不少。因此，面臨退休、配偶死亡或搬家等重大的環境變化時，高齡者需要增加支援與人際關係，並摸索新的生存價值。

充斥在身邊卻難以察覺的適應障礙

像這樣列出來一看，便能發現上述的狀態就充斥在你我身邊。一般稱為「憂鬱」的狀態大部分都屬於適應障礙，最近流行的新型憂鬱症，其實也大多是適應障礙。然而，坊間雖然有不少關於憂鬱症或焦慮症的書籍，但關於適應障礙的書卻意外的少（實際上，坊間幾乎找不到關於適應障礙的專業書籍）。令人訝異的是，就連專家也對適應障礙一知半解。

真正的憂鬱症（抑鬱型憂鬱症，Melancholic Depression）與適應障礙皆會引發憂鬱狀態，但兩者的處理方式並不相同，然而這個部分就連所謂的專家也都混為一談。

舉例來說，「不鼓勵當事者」是對待憂鬱症患者的傳統做法之一，但這種方法未必適用於適應障礙患者，有時這麼做反而會使事態陷入膠著。適應障礙並非單純的疾病，而是在「於某個環境找到自己的容身之處，讓自己的存在價值獲得認同」這項課題上受挫，是一種心理社會的障礙。

適應障礙並不是只要醫師開藥就會好轉。即使拚命開抗憂鬱藥物給患者吃，對於情況的改善也沒什麼幫助。患者真正需要的是心理社會介入，找回自己的容身之處與存在價值。

醫師通常不擅長這種事，所以才會把適應障礙當成「疾病」，給予患者「治療」。

可是，問題的起因大多不只在於當事者本身，其實當事者所處的環境、當事者與環境之間的關係也占了很大的比例，因此再怎麼努力治療「疾病」也沒什麼成效。就算找來憂鬱症的專家，一樣無法治好適應障礙。

由於這個緣故，社會大眾越來越輕忽適應障礙。然而這個不受重視的領域，卻是讓人過得幸福的重要關鍵。

因此筆者想透過本書，以深入淺出的方式解說壓力與適應障礙這兩個對一般人而言最切身的問題。本書從基礎病理說起，關於學校與職場等各種場合的適應障礙，都會舉出具體案例來加深讀者的理解。此外，為了激發讀者的興趣，本書也加入許多知名人士及偉人的案例。以上是本書的第一目的。

克服考驗的技術

最近經常可以聽到、看到「發展障礙」這個名詞，而且不只小孩子，也有越來越多的大人被指出有發展障礙。

只要更加仔細地觀察實際情形，便會發現這些人大多有某種發展課題，由於他們與不理解自己的環境或是無法讓其發揮特性的環境產生摩擦，才會引發適應障礙。

假如本身有發展課題的話，確實很容易引發適應障礙。但是，也有不少人就算有發展課題，依然不會發生適應障礙，反而過著充實的人生。因此可以說，在適合此人特性的環境，過著合乎此人步調的生活，是一件非常重要的事。

依附（Attachment）也跟發展一樣，最近重新受到大眾的重視。發展障礙主要是遺傳因素之類的先天原因所造成，依附的形成則大多取決於此人與小時候的養育者之間的關係。目前已知，若依附型態具有相當的穩定性，不只與父母的關係，此人的所有人際關係都會比較穩定，此外抗壓性也很高。

比起有無發展課題，依附型態是否穩定，對於此人能否順利適應社會的影響更大。

發展課題大多受到遺傳因素的影響，因此無法立即做出改變；依附型態則大多受到後天因素的影響，跟他人相處的方式及生活方式有很大的改變空間。在這層意義上，認識與了解依附型態可說是至關重要的事。

然而，依附與壓力及適應障礙之間的關係，卻鮮少有人提出來討論。因此，本書也會從依附的觀點來探討壓力，研究克服適應障礙的方法。

主要源自遺傳因素的發展特性，與主要源自養育因素的依附型態，兩者相互調和、分化之後，便形成一個人的人格（Personality）。

不穩定的依附型態與發展課題，都是造成人格偏差的因素。如果偏差過大，不僅生活會有困難，也常會發展成人格障礙。

想當然耳，人格障礙同樣會妨礙一個人適應環境。只要此人與周遭了解這一點，並且互相讓步，便可避免摩擦；假如雙方都固執己見，便會越來越難適應。

本書內容不只談論表面上的壓力與適應障礙，也會談及其根本課題「依附型態」、「發展課題」、「人格障礙」，並且分別從這三種觀點，探討何種情況容易讓人感到壓力、容易引發適應障礙，以及應該留意哪些重點，才能預防適應障礙、改善情況。

本書的第二目的，就是從環境壓力與一個人特性的相互作用來看適應障礙，並具體描述適應障礙的症狀與現象。

筆者會提供家庭與學校等場合的對應方法，以及鮮為人知的實用知識，能夠幫助為憂鬱症、焦慮症、身心症（心身症）煩惱的人改善症狀或狀況，而且對職場的心理健康及勞務管理也大有用處。

人活在世上必定會遇到各種壓力、考驗與逆境，而本書的第三個目的就是傳授克服這些困難的技術，以及精神醫學與臨床心理學發展出來的技術與集大成之精華。

不過，這個題目相當深奧，就算擠出再多的篇幅也說不完。因此，本書僅舉出特別多人感到迷惘、受挫與苦惱的三個問題來進行解說。

遇到令人苦悶的迷惘或糾葛時，該如何做出決斷？遇到束手無策的問題時，該怎麼做才能解決問題？該怎麼做才能避免因為壓力、挫折、疏離感而陷入憂鬱狀態？筆者會提供各位遇到這些情況時能夠立刻實踐的辦法。

衷心期盼你的生活方式與思考方式有所轉變，能夠更加發揮你的特性。

前言　3

第一章　不輸給壓力的生活方式　24

第四章 人格類型與適應障礙 113

第五章 測量你的適應力 139

第六章 容易在學校發生的適應障礙 157

第一章

不輸給壓力的生活方式

壓力這種東西，一旦用錯誤的方法去處理它，就會變成危及生命的威脅。但是，想在現代社會中生存下去，就不能害怕壓力，應該積極地克服它才對。該怎麼做才能不被壓力打敗，在充滿壓力的社會中生存下去呢？

本章要談的就是壓力所引起的障礙，以及想預防壓力的有害作用時該注意什麼、當壓力引發病狀時該怎麼克服，關於上述這些實踐方面的要點。

千萬不可小看壓力

有關適應的醫學研究始於十九世紀。當時，有「實驗醫學始祖」之稱的法國生理學家克洛德．貝爾納（Claude Bernard），試圖透過實驗來闡明生理機制。

貝爾納將環境分為外環境與內環境，並提倡生物體具有維持內環境穩定之性質。

美國生理學家沃爾特・坎農（Walter Bradford Cannon）發展了貝爾納的理論，導入「恆定狀態（Homeostasis）」之概念，主張生物體是經由三個層級來維持體內的恆定狀態。這三個層級分別是細胞層級、內分泌系統、自律神經系統。另外，壓力會威脅到恆定狀態的維持。最早使用壓力一詞的人正是坎農。此外，坎農還提倡生物體受到壓力時，會引發「緊急反應」來克服危機。

之後，以加拿大麥基爾大學及蒙特婁大學為研究據點的匈牙利裔生理學家漢斯・謝耶（Hans Selye），則從生理學的角度闡明坎農所提出的壓力與其引發的緊急反應之機制。從戰前到戰後，都有不少像謝耶這樣移民到加拿大的研究者在學界大放異彩。

謝耶不斷進行大規模的動物實驗，結果發現無論是何種類型的壓力，都會引起同樣的反應（壓力反應）。造成壓力的因素稱為壓力源（Stressor），壓力源大致可分成四類，分別是物理性壓力源、化學性壓力源、生物性壓力源、精神性（心理社會性）壓力源。不過，無論是冷熱或噪音這類物理性壓力、缺氧或酸性環境這類化學性壓力、罹患感染症這類生物性壓力，還是孤立或不安這類精神性壓力，全都會引起同樣的反應。

也就是會出現發燒、食慾不振、體重減輕、腹瀉、便祕等症狀，如果把身體剖開來觀察，則會發現腎上腺皮質肥大、胸腺或脾臟萎縮、胃或十二指腸潰瘍或出血等症狀。謝耶稱這些症狀為「一般適應症候群」（壓力狀態）。

此外，謝耶還將壓力反應分為三個階段。第一個階段是剛受到壓力不久後的反應，稱為「警報反應期（Alarm Reaction Stage）」。警報反應期又分為「震撼期（Shock Phase）」與「反擊期（Countershock Phase）」。震撼期是指受到壓力刺激而不知所措、無法正常應對的階段，生物體機能會暫時降低，體溫、血壓、血糖也會下降，抵抗力變弱。簡而言之就是受到打擊，臉色蒼白的狀態。

不過，只要壓力沒強烈到超過限度，生物體很快就會進入「反擊期」，啟動克服壓力的程序。這時生物體機能會迅速恢復，抵抗力也回歸正常。換句話說，就是已經從最初的震撼中振作起來的狀態。

過了警報反應期，便進入第二個階段「抗拒期（Resistance Stage）」。在抗拒期這個階段，儘管壓力依然存在，不過已經活化的抵抗力勉強跟壓力保持平衡。雖然乍看之下當事者似乎已克服了壓力，不過這時身體正處於提高抵抗力努力防禦的狀態，因此當事者其實不如外表那般輕鬆從容。假如這時再加上其他的壓力，當事者往往會承受不住而再也抵抗不了。要是以為當事者已經克服壓力，而繼續增加他的負擔，有可能會造成危險。

除此之外，抗拒期還會出現以排解壓力為目的的特殊行為，例如成癮行為與強迫反覆行為。成癮行為可分成依賴抑制大腦興奮的物質，以及增加腦內快樂物質的分泌來減輕痛苦這兩種情況，有些物質或行為能同時發揮這兩種作用。

舉例來說，少量的酒精能增加多巴胺的分泌，但隨著血中濃度上升，酒精會與抑制興奮性的神經傳導物質GABA產生作用，讓人睡著。除了酒精以外，依賴藥物、賭博、購物、網拍、性愛、戀愛、電玩、手機等等，也大多被認為具有興奮作用，以及轉換心情的安定作用。這些成癮行為也可說是一種面對壓力時的防禦反應。

不過問題是，這些成癮行為若是適度進行，可以期待有正面效果，但要是超過限度，就會對生活與身體產生更加不良的影響，還可能得準備進入接下來的最後階段。

下一個階段是「疲乏期（Exhaustion Stage）」。到了這個階段，壓力已超過抵抗力的極限，恆定狀態難以維持而開始失衡。生物體機能再度降低，出現體溫下降、體重減輕、免疫力下降等症狀。這個階段可說是從適應障礙發展成身心症或憂鬱症等精神疾患的狀態。

如果放著不管，當事者便會以某種方式走向死亡。日本每年有一萬人死於過勞，自殺人數也是居高不下，更因為團塊世代（譯註：指日本二次大戰後的嬰兒潮人口）退休而終於突破三萬人大關，這些都可說是壓力造成的悲劇。而且，不只抗壓力開始衰退的世代，以及容易受到過重壓力的世代，如今就連精力充沛的小孩子與年輕人，也有越來越多人選擇結束自己的生命。造成這種現象的原因除了壓力之外，也跟後述影響適應的其他因素有關。

受到壓力時，身體會產生什麼變化？

繼謝耶的研究之後，生理學又有驚人的進步，研究者更加清楚地了解，壓力是透過什麼樣的機制引發身心的異變。

適度的壓力可以活化生理反應，提高活力。不過，壓力過於強烈，以及短期內可承受的壓力持續過長的時間，這兩種情況都會造成問題。壓力之所以開始侵蝕人的肉體或精神，通常都是因為前述兩者其中之一的情況。

另外，保護身心免受壓力的防禦機制，其實也會破壞自己的身心。若要防止這種情況，我們需要些什麼呢？首先我們必須知道，人在受到壓力時，身體會產生什麼變化。

如同前述，生活中的各種事物都有可能造成壓力。我們一般所說的壓力，是指四種壓力源當中的精神性壓力。精神性壓力也跟寒冷、營養不良、細菌感染等情況一樣，都會威脅到我們的生存。

若想活下去，就得保護自己免於壓力的威脅。而壓力反應即是保護身體的防禦反應。無論是何種類型的壓力，人只要受到壓力就會產生同樣的反應。例如食慾不振、腸胃不適、血壓容易飆高、容易生病、頭痛、發燒等等，這些症狀都是壓力反應引起的。相信大家都已透過經驗得知這一點。不過，為什麼會發生這種情況呢？

問題的關鍵就在於壓力荷爾蒙（又稱為抗壓荷爾蒙，也就是抵抗壓力的荷爾蒙），這其實就是腎上腺皮質荷爾蒙。當人受到壓力時，為了保護身心不輸給壓力，人體會釋放壓力荷爾蒙。釋放壓力荷爾蒙絕對不是為了折磨自己。可是，為什麼身體最終依然會受苦呢？

當人感到壓力時，最早產生反應的是，大腦中維持人類基本生存的下視丘。人一旦感受到壓力，下視丘就會分泌CRH荷爾蒙，當CRH荷爾蒙到達鄰近的腦下垂體後，腦下垂體就會釋放ACTH（促腎上腺皮質激素）。

當ACTH環繞全身，到達腎上腺皮質後，就會釋放腎上腺皮質荷爾蒙，也就是類固醇激素。

那麼，類固醇激素有什麼作用呢？相信大部分的人都擦過類固醇藥膏吧？這種藥膏的藥效極強，再嚴重的發炎或過敏，只要使用類固醇就能立刻消炎或抑制過敏。不過，相信大家也常聽到「類固醇很可怕」、「如果不用類固醇就沒有效」之類的說法吧。類固醇確實很有效，但不能持續使用。

類固醇之所以能消炎或抑制過敏，是因為它具有讓身體停止跟異物作戰的作用。不過，各位只要稍微想一下就會明白，其實停止跟異物作戰，反而會帶來其他的危險。雖然使用類固醇後確實消炎了，症狀也消失了，身體狀況看起來好轉了，但卻也形成了毫無防備、任外敵入侵的狀態。就是這個緣故，當人持續使用類固醇時，才會容易遭到細菌或黴菌感染。

那麼，為什麼類固醇（壓力荷爾蒙）要讓身體停止跟異物作戰呢？這是為了集中能量，讓身體去對抗更嚴重的問題。在身體遭到敵襲，面臨生死關頭之際，分心跟細菌作戰也沒有意義。得先打贏眼前的戰爭、生存下來才行，否則什麼也不用談。因此，類固醇才要身體暫時跟細菌或過敏源休戰，集中戰力對付眼前的敵人。為了度過眼前的危機並生存下來，暫時不去管之後會發生的壞處。換句話說，類固醇的消炎作用是讓人生存下來的緊急避難策略。

除此之外，類固醇激素還有提高血壓、血糖的作用。雖然能夠增加作戰所需的骨骼肌、心肺、中樞神經系統的血流，並且確保能量，但像消化管這類當前作戰不會用到的部分，血流或能量就會不足。

何謂自律神經失調？

下視丘對壓力產生的反應，除了釋放壓力荷爾蒙外，還會讓自律神經呈現警戒狀態。也就是從副交感神經優先運作的狀態（放鬆休息模式），轉變成交感神經優先運作的狀態（戰鬥模式）。交感神經興奮時會釋放腎上腺素，促使血壓上升，心跳數增加，並輸送大量血液至骨骼肌與心肺，同時抑制消化管的運動。不過，危機解除之後，只要放鬆休息就能恢復平衡。

可是，如果受到強烈的壓力，人體就無法正常切換自律神經系統的開關。交感神經若是一直處於緊張狀態，就很容易引發肩膀僵硬、便祕、高血壓這些最切身的問題。脖頸至後腦杓的頭痛（肌肉緊繃所引發的緊張性頭痛）也是很常見的症狀。

有時也會發生交感神經與副交感神經都很興奮的現象，典型的例子就是感到強烈的不安、緊張或憤怒的狀況。這種時候人體就會發生矛盾的現象，例如，減少分泌保護胃黏膜的胃黏液，卻又過度分泌消化所需的胃酸。如此一來就容易引發胃炎或胃潰瘍。

男性有時會發生陽痿的現象，這是因為交感神經興奮而妨礙勃起，不過有時也會發生明明沒勃起卻射精的情況。這是因為副交感神經興奮時會使男性射精，當男性過於緊張時，交感神經與副交感神經都很興奮，才會造成這種結果。

相反的，有時也會發生交感神經與副交感神經同時降低作用的情況。當人處於相當失望或抑鬱的狀態時，就很容易發生這種現象。這種時候很容易陷入毫無活力與幹勁，但是又無法放鬆，因而焦慮或睡不著的狀態。

所謂的自律神經失調症，不單是指交感神經容易過度興奮的狀態，還包含了交感神經與副交感神經失衡，以及兩者同時緊張或同時變得遲緩的狀態。

不過，自律神經失調症這個診斷名稱，僅指一部分因壓力而引起的問題，今日已鮮少使用這個名稱了。

放鬆的機制

類固醇激素的分泌與交感神經的興奮，是為了讓身體在面對眼前的戰鬥時，能夠發揮最大的力量，讓人生存下去的措施。如果持續的時間不長，只要在克服難關後好好休息，身體就能恢復原本的狀態。

若要降低壓力的不良影響，關鍵就在於即使受到壓力，也不要過度興奮或不安。另外，一旦擺脫壓力就要立刻解除緊張狀態，並讓身心放鬆，有效率地恢復原本的狀態，這點很重要。

換句話說，能夠順利從交感神經緊張的狀態，切換成副交感神經優先運作狀態的人，他的抗壓性也會比較高。

血清素系統和GABA系統，以及最近受到關注的催產素系統，都是影響我們在面對壓力時，是否容易感到焦慮不安或緊張的因素。

血清素是一種神經傳導物質，其重要的作用之一就是抑制不安。血清素系統運作良好的人不易感到不安，因此態度總是很強勢又有自信，行為舉止就像個大將或首領。反之，血清素系統不活潑的人大多畏畏縮縮、缺乏自信，神經質又懦弱。事實上，猴王與最底層的猴子，兩者的血清素濃度就有顯著的差異。

導致憂鬱的重要原因之一，就是壓力狀況遲遲沒有解除，血清素釋放太多而枯竭，使得血清素系統無法正常運作。血清素系統若無法正常運作，不只會使人憂鬱、不安、焦慮，也很容易引發成癮症。

GABA具有抑制神經細胞興奮的作用，如果運作不良，就會使人更加緊張或焦慮不安、容易神經質而失眠，或是容易發生痙攣。酒精、安眠藥、抗焦慮藥都能對GABA系統產生作用。

不過，由於GABA系統會影響所有神經細胞的興奮性，如果作用太強，容易導致肌肉使不上力或是想睡覺。簡單來說就是陷入酒醉狀態。另外，突然停止服用刺激GABA系統的藥物會導致當事者感到強烈不安或發生全身痙攣，同樣也是因為這個緣故。

催產素又稱為愛情荷爾蒙，催產素系統則是靠催產素的作用運作的機制，在育兒與愛情生活中扮演重要的角色。催產素系統若運作不良，會使當事者對育兒漠不關心，或是無法順利養育孩子。雖然性荷爾蒙能夠使人發情、進行性行為，但要維持長久的愛情或順利養育孩子，催產素是重要的關鍵。換言之，催產素是維持「依附」這段生物性關係所不可或缺的荷爾蒙。若是沒有形成依附，親子關係與夫妻關係都不可能保持穩定。

另外，目前已知催產素具有抗壓力作用與抗焦慮作用。催產素系統運作良好的人，不容易感到焦慮不安，也不容易憂鬱。

哺乳與肢體接觸能使催產素分泌旺盛，但其實光是分泌催產素，依然無法讓催產素系統正常運作。所有的神經傳導系統與內分泌系統都是如此，如果接收神經傳導物質或荷爾蒙的受體不足，並未正常運作，特地釋放的神經傳導物質或荷爾蒙也無用武之地。

以催產素來說，人體內必須要有催產素受體，才能夠發揮催產素的作用。另外，催產素受體的數量，取決於嬰幼兒時期是否在可以安心及充滿愛情的環境下成長。換言之，生長環境良好的人，除了較能順利養育孩子，夫妻關係也比較穩定外，對於不安與憂鬱的抵抗力也很強。過去人們根據經驗，判斷這些作用應該與生長環境的好壞有關，如今催產素系統的機制已明朗化，這個看法可用生物學來佐證。

除了催產素的受體之外，後來也發現血清素系統及GABA系統的發展與機能，同樣取決於小時候的生長環境。

當然，除此之外還有先天因素的影響。舉例來說，有些人本來就有容易焦慮不安的遺傳體質，一般而言具備不安基因的日本人比歐美人還多。這種類型的人不只對壓力很敏感，也很容易受到養育的影響。

由此可見，一個人的成長背景與支持此人的環境，對抗壓性有很大的影響。親子關係不良的人之所以容易感到壓力、發生適應問題，是因為親子關係不穩定導致催產素系統變得脆弱，繼而促使此人的抗壓性變差。相信各位在看完前述的說明後，應該能對這個部分有更深一層的了解。

持續感到壓力會使大腦發生異變

壓力反應是用來克服緊急情況的應急辦法。這本來就是短期實施的辦法，並沒有考慮到長期的情況。

但是，如果緊急情況始終沒有解除，一直持續下去，原本為了緊急避難而投入的壓力荷爾蒙，反而會開始產生不良影響。例如容易罹患感染症、高血壓、糖尿病，或是腸胃潰瘍。這種因壓力而引發身體疾病的狀態，就是所謂的身心症（心身症）。

壓力荷爾蒙不只會影響身體，也會對大腦產生有害作用。雖然短期內壓力荷爾蒙可以提高清醒度，使思緒更加清晰，並且產生抗壓力，但長期下來卻會使人陷入疲乏狀態。鞭打疲憊的馬兒可以逼牠擠出力氣。但是，如果一直鞭打牠，逼牠擠出力氣，最後馬兒就會倒下，筋疲力盡而亡。

大腦的神經細胞也會發生同樣的狀況。假如持續時間不長，人確實有辦法勉強釋放神經傳導物質，逼大腦持續運作。但要是超過限度，最後就會導致神經細胞再也沒有反應或是死掉。

事實上，如果長期面臨壓力狀況，大腦中的海馬迴就會開始萎縮。這種現象通常發生在憂鬱症或ＰＴＳＤ（創傷後壓力症候群）的患者身上。由於海馬迴與前額葉皮質的機能下降，患者會產生無助感，或是出現記憶力衰退、難以統整想法的現象。

在情況發展到這一步之前，必須經過許多階段，身體也會發出各種警訊。症狀與行為問題，就某個意義來說，是壓力即將超過限度的警訊，間接警告我們「你正在勉強自己」。

今日，我們不得不生活在出乎進化史預料的環境當中。閃爍的燈光、龐大的資料、大量且高速的輸送系統、二十四小時不斷改變的狀況、帶有巨大風險的金錢遊戲……這些過度的刺激使大腦持續亢奮，讓人在不知不覺間陷入疲憊狀態。

名為科技壓力的環境壓力會導致前額葉皮質的機能下降、喪失幹勁或感情、性慾減退等現象。也有人指出，人與人的關係淡化，以及晚婚化與少子化的原因之一，就是人們持續受到過度的刺激。

何謂適應障礙？

如果說身心症是壓力導致身體生病的狀態，適應障礙就是壓力導致心靈失衡的狀態。不過這個階段，只要壓力消失就能恢復原本的狀態，還不至於引發大腦萎縮這類器質性病變。

即使處於不熟悉的環境，只要在他人的適當支援下逐漸融入環境，或是解決令自己挫折的問題，就有可能改善適應問題，症狀也會隨之消除。不過，要是當事者與環境的落差太大，任何支援都很難收到成效，有時越是努力融入環境，反而會讓傷口變得更大。一旦超過極限，大腦便會受到無法立即恢復的傷害。到了這種階段就不能稱為適應障礙，而是轉為憂鬱症之類的精神疾患了。

適應障礙大多起因於生活環境的變化。例如搬家、調職、轉學、升遷、換部門、留學等等，這些都是很常見的原因。另外，人際關係的糾紛、孤立、生離死別也都是重要因素。不過關於死別，只有症狀持續兩個月以上的情況才稱為適應障礙，能在兩個月內恢復的情況則稱為死別反應，被視為自然的反應。

症狀通常會在造成適應障礙的事件或變化發生後一個月內出現，如果是適應力很強的人，有可能很晚才會出現症狀。

適應障礙的特徵就是，即便面對相同的環境（的變化），會不會發生適應障礙卻是因人而異，而且差異很大。很多時候，令這個人非常痛苦的環境，對別人而言卻是很舒適的環境。

因此，了解是什麼令當事者痛苦、是什麼跟當事者不合，可說是一件至關重要的事。他人就算安慰當事者「不要緊」、「用不著那麼在意」，對當事者而言一點幫助也沒有。這麼做只會讓當事者覺得，對方不願了解自己的痛苦，而把他的精神逼得越來越緊繃。

適應障礙的症狀也是因人而異，各有不同。最常見的就是，心情鬱悶（抑鬱）、嚴重焦慮或不安、缺乏專注力或耐心、不去做非做不可的事等等，這些都是陷入憂鬱狀態時常見的症狀。不過，適應障礙跟憂鬱症的差別在於，如果發生好事或做了喜歡的事，前者就會立刻恢復精神變得開朗，並能夠保持情緒反應。另外，像體重減輕、身體或頭腦反應遲鈍等症狀，也是前者比較輕微。

此外，有些人會變得很常做出攻擊性的言行舉止，拿人或物當出氣筒，或是出現退化現象。

當事者通常六個月內就會恢復正常，如果環境因素沒改善的話，症狀大多會持續下去，這種情況又稱為長期憂鬱反應。

當成憂鬱症治療有可能會惡化

近年來，大眾對於憂鬱症有了較多的認識，也有越來越多的人會在感到憂鬱時，直接到心療內科（譯註：運用心理療法診治身心症或壓力引起的身體症狀之科別，類似台灣的身心科）或精神科看診。在症狀嚴重化前先採取對策固然是好事，但傷腦筋的是，適應障礙引起的憂鬱狀態經常被當成憂鬱症來治療。

事實上，因「憂鬱」而到醫療機構就診的個案，大部分都屬於適應障礙。至於到診所就診的個案，則有九成是適應障礙。由於適應障礙還不至於引發大腦異常，就某個意義來說，這也可以算是對不適合的環境產生的非常自然的反應。但是，醫師常常會將這種反應診斷為「憂鬱症」，開抗憂鬱藥物給患者，有時則是診斷為「雙極性障礙（躁鬱症）」，開情緒穩定劑與抗精神病藥物給患者。如此一來，結果會怎麼樣呢？患者的身體會越來越疲懶，幹勁與心情也都跌至谷底，完全沒辦法工作或上學，最後真的變成病人了。

雖然抗憂鬱藥物有增加血清素這類神經傳導物質的作用，但給大腦處於正常狀態的人服用這種藥物，反而會造成過度鎮靜，增加倦怠感並降低幹勁。如果服用的是情緒穩定劑與抗精神病藥物，造成的影響就更加強烈，還可能導致認知機能下降。如此一來，患者就只會發呆，什麼事都做不了。

其實當事者真正需要的是，先稍微休息一下，並且改變不適合的環境讓當事者比較能夠適應，或是改變當事者本身讓他比較能夠適應環境。然而，就連醫療機構也不見得會採取真正需要的措施。因為醫師就是會想把任何症狀都當成「疾病」來治療，這是醫師的習性。

適應障礙的症狀雖然近似憂鬱，卻不是憂鬱症。現在各位只要先明白這點就好，至於如何克服適應障礙，筆者會在之後的章節詳細說明。

最近「新型憂鬱症」這種新型態的憂鬱症，也成了街頭巷尾討論的話題。新型憂鬱症常見的特徵為，在職場裡無精打采，完全提不起幹勁，但回到家裡就比較有精神，並且熱中於自己的興趣。由此可見，新型憂鬱症是從適應障礙衍生出來的。這種類型的憂鬱又稱為「逃避型憂鬱」，實際上大部分都屬於適應障礙。只要休假不去上班就能恢復精神，但接近回公司上班的日子時，症狀又會復發惡化。假如只治療症狀是無法從根本改善問題的。

壓力引起的其他疾病

除了適應障礙之外，還有好幾種壓力引起的精神性疾病。這類疾病可分為兩類，一種是身體症狀比較明顯，另一種則是精神症狀比較明顯。前者的代表就是身體型疾患。所謂的身體型疾患，用一句話來說，就是以身體症狀之形式表現壓力的精神性疾病，但跟身心症不同的是，無論怎麼檢查也找不出病因（異常）。不過值得注意的是，當事者並不是裝病，症狀是偶然出現的，而且當事者真的感到痛苦。此外，身體型疾患有幾種亞型。

其中之一為轉化症（Conversion Disorder），患者突然無法走路、無法出聲，或是痙攣發作，但檢查之後卻沒發現異常。以前這種疾病稱為歇斯底里，發生頻率很高，患者以女性居多。這是因為不敢對討厭的事物說不，始終壓抑自己的心情，身體才會作亂反抗。

身體症狀障礙症（Somatic Symptom Disorder）也是今日常見的另一種身體型疾患。雖然患者表示自己出現頭痛、腹痛、腹瀉、倦怠等各種身體的不適，但檢查之後卻沒發現明顯的異常。雖然不到病變的程度，當事者卻覺得很痛苦。這類患者大多不擅長找人商量、撒嬌，因此可以說患者是訴諸身體症狀來向他人求助。

還有一種類型是疑病症（慮病症，Hypochondriasis）。患者過度擔心自己罹患重大疾病，身上出現一點褐斑或疙瘩就擔心是不是癌症，或認定自己生了會死的重病，因而持續看診與檢查。這種情況同樣是藉由擔心自己有無生病，來表現不自覺的壓力或不安。

疼痛疾患（Pain Disorder）與疑病症很類似，發生頻率也很高。患者會出現頭痛或關節痛等症狀，總之一整天都覺得身體疼痛，雖然客觀來看症狀並不怎麼嚴重，當事者卻非常痛苦，因而依賴止痛劑等藥物。

上述這些疾病不只跟壓力有關，如果環境無法給當事者充足的心理支持，也很容易發生這些現象。假如身處在可以安心生活的環境，當事者就算受到壓力也不會有問題，但要是負面條件（例如願意傾聽當事者說的話，給予安慰、緩解不安的人不在身邊）一多，就很容易發病。

急性壓力疾患與PTSD

相反的，也有精神疾患是由壓力直接引起的，例如急性壓力疾患與PTSD（創傷後壓力症候群）。適應障礙是由社會生活中的日常壓力（例如環境變化）所引起的，反觀急性壓力疾患與PTSD的發生原因，則是平常不會體驗到的強烈壓力。舉例來說，遭遇大地震之類的災害或交通事故、犯罪受害或暴力受害等等，都是具代表性的原因。

急性壓力疾患的特徵是，患者在經歷震撼體驗之後隨即發病，並出現強烈不安、失眠、感覺麻木或是喪失現實感等症狀。除此之外，「茫然若失，腦袋放空一直在發呆」、「對聲響或些微刺激過度敏感」、「感到焦慮而沒來由地動來動去」，也都是很常見的症狀。通常幾天後患者就會恢復正常。

反之，ＰＴＳＤ是在發生震撼事件後，經過數天至數個月（通常為六個月以內）的潛伏期才發病，症狀往往會拖很久。當然也有患者是從急性壓力疾患轉變成ＰＴＳＤ。

舉例來說，遭到強暴之類性暴力的被害者，大部分會陷入急性壓力疾患的狀態，而當中有半數左右會被視為ＰＴＳＤ。也有患者剛受害時看起來較為平靜，之後才出現症狀。

較具特徵的症狀有三種：過度警覺（神經過敏）、逃避會引發創傷回憶的人事物，以及創傷情境在腦中清晰浮現，令當事者崩潰（情境再現）。除此之外，患者也大多有憂鬱症狀、情緒不穩定、容易沉溺於成癮行為之類的傾向。

適應障礙與ＰＴＳＤ的差別在於，前者只要壓力消失就能立刻恢復原狀，後者則是受到壓力後無法立刻恢復原狀。心理創傷是無法立即恢復的創傷，因此ＰＴＳＤ患者需要一段時間才能復原。

戰爭或災害等非日常的壓力，是造成心理創傷的典型原因，不過就算是比較輕度的壓力，如果一再反覆累積，同樣也會造成心理創傷。如果長期且反覆受到言語虐待、言語霸凌、負面評價，也有可能造成嚴重的心理創傷。

另一種跟壓力與心理創傷息息相關的精神疾患則是解離症（Dissociative Disorder）。解離症的特徵是，患者會暫時失去意識、記憶或人格的連續性，一旦受到壓力就會失去意識，回過神時人在陌生的地方，或者呈現興奮狀態，抑或毫無反應，但當事者卻不記得這些事。症狀更嚴重的稱為解離性身分疾患（Dissociative Identity Disorder），患者會出現截然不同的人格，並且不記得這段期間發生的事。

解離症大多發生在小時候生長在不穩定的環境（例如遭受虐待），或是有心理創傷的人身上。

想妥善處理壓力，應先了解這些重點

前面為大家說明了壓力引起的反應，不過想要對抗、克服壓力，還需要了解幾項重要的原理。本節要談的基本原理，其實就是對抗壓力的大方針。

第一個原理是：只要能夠自行控制壓力，壓力就會變小。不過，若是需要高階技巧才能控制的話，壓力反而會變大。

換句話說，若要減輕壓力，就該學習能夠自行輕鬆應付壓力的方法，這點很重要。

舉例來說，假如孩子具備「就算上課時被老師點到也能輕鬆回答問題」的自信與能力，坐在教室裡就不會有任何壓力。反之，要是缺乏能夠輕鬆回答的自信與能力，孩子就會感到強烈的壓力，擔心老師不知何時會叫到自己、自己會不會答不出來，最後孩子就會覺得上學很麻煩。

遇到這種情況，可以藉由預習、事先查資料等方法來減輕壓力。事先做好準備會比治療「不安」本身，更能減輕不安。

同理，不將不安或緊張視為問題，而是找出控制壓力的方法，是一個很重要的觀點。

第二個原理是：越是壓抑，壓力就越大。西格蒙德．佛洛伊德（Sigmund Freud）所開創的精神分析發現，遭到壓抑的欲望會形成症狀。同樣的，遭到壓抑的欲望會形成壓力。

舉例來說，人若感到憤怒或不滿卻不開口表達，而是隱忍下來的話，往往就會逐漸累積壓力。這種情形可分為兩種狀況，一種是根本沒意識到自己不滿或憤怒，另一種則是有意識到不滿或憤怒，但並沒有說出口。前者比後者更加壓抑，可說是有害的狀況。不知不覺間就罹患了身心症，抑或某天突然就陷入憂鬱狀態而無法行動的人，不少是因為鮮少意識到壓力。模糊不明的情緒，尤其是負面情緒，往往會在不知不覺間侵蝕心靈。

像後者這樣，雖然有意識到但沒說出口的情況一樣會形成壓力，不過這是因為當事者認為不說比較好才選擇沉默，所以算是一種明智的處世方法。然而就算如此，要是過於聽從他人的話、過度壓抑自己，一樣很容易累積壓力。因此，找機會適度地吐露真心話、發洩壓力也很重要。

諮商治療的重要作用就是，藉由讓當事者吐露自己的情緒、整理思緒，使當事者明確意識到模糊不明的心情或情況，並用言語表達出來，如此一來當事者就比較容易面對及處理問題。

只要找得到人商量就可以減輕壓力

第三個原理是：壓力一旦超過限度，當事者不只不會習慣壓力，反而還會對壓力過敏。即使之前跟某個物質相安無事，一旦發生致敏作用，人就會對該物質過敏，再也沒辦法接受。壓力也是如此，一樣會發生致敏作用。

如果發生致敏作用而陷入敏感狀態，這種時候可以採取兩種對策。第一種對策是避開過敏源，也就是壓力。第二種對策則是解除、克服過敏狀態。假如是一般的過敏，後者的做法稱為減敏治療。如果是對壓力過敏，基本上同樣會進行減敏的程序。

壓力引起的適應障礙、憂鬱與身心症，可以從兩個方向來克服。第一個方向是，藉由解決造成不適應的環境問題、提高抗壓性，讓當事者能夠克服不適應，在該環境中順利無礙地生活。另一個方向則是，儘早離開不適合的環境，轉往適合當事者的環境，協助當事者適應新環境。

如果是在職場或學校發生適應障礙，要從哪個方向來克服就顯得十分重要。

通常都是先支援當事者克服不適應，假如再怎麼努力都沒用，才會切換方針改變環境。

過去經常可以看到執著於不適合的環境，導致傷害變大的情況。不過，最近也很常看到太早放棄的情況。這麼做確實可以防止症狀嚴重化，但缺點是無法培養克服困難或考驗的韌性與抗壓力。遇到討厭的事物時，人還是需要付出一定的努力去克服它。

因此，重要的是以下所述的兩點：第一點，解決發生的問題；第二點，提高抗壓性。不過，要立刻提高解決問題的能力並非易事。尤其在發生適應障礙、陷入憂鬱狀態的時候，想提升能力更是難上加難。因此，另一個重點就是，問題不見得一定要靠自己的力量解決。也就是說，我們可以借助別人的力量。善用他人的力量也是一種解決問題的能力，亦可稱為適應力。只要想到自己可以借助他人的力量，抗壓性也會隨之提高。

第四個原理跟這點有關，那就是克服壓力的能力，並非只取決於當事者個人的能力，支援當事者的力量也會造成影響。對解決問題的能力而言，重要的因素其實是當事者能否找他人商量。

然而，越是不擅長解決問題的人，越會想要靠一己之力解決。反過來說，越是不擅長表露自己的弱點、找別人商量的人，越容易發生適應障礙。

因此，首先該做的事就是，發生問題或狀況後，去找適當的對象商量。發生適應障礙時，這一點格外重要。這是因為仰賴第三者一同解決問題是很正常的。假如自己解決得來，就不會被逼到那種地步了。現在正是依靠他人的時候。我們沒必要覺得請他人幫忙解決問題很丟臉或感到自卑，獨自面對問題而崩潰反而更丟臉。

不過，無法找人商量，並非全是當事者的錯。有些人的身邊目前並沒有這種對象，也有人不曾跟任何人撒過嬌，因此不知道該如何撒嬌。此外，也有不少人是受到他人依賴，自己卻無法依賴別人。這是因為他們不敢表露自己的弱點，或是認為「不可以給別人添麻煩」的觀念過於強烈。

但其實這種態度也是當事者在從小的生活中養成的，他們在不知不覺間被迫過著不能撒嬌的生活。由於當事者一直過著綁手綁腳的生活，才會活得很痛苦。總之，當事者也需要解除這個束縛。

而最後一個原理、克服壓力最重要的關鍵，跟這點是相通的，那就是擁有「安全堡壘」。所謂的安全堡壘，就是緊急時刻隨時都可以依靠的對象，例如幼年時期照顧我們的母親。

如果幸運地有母親這位養育者成為自己的安全堡壘，便能夠培養支撐自己的安心基礎，也就是基本安心感。反之，如果不幸遇到母親不怎麼關心自己、母親情緒不穩定、母親未能扮演好安全堡壘的角色等情況，便很難擺脫隱隱約約的不安或空虛感。這種情況也可以找出其他的安全堡壘來彌補，但要是彌補不了的話，當事者就容易情緒不穩定，或是依賴危險人物而誤入歧途。孩提時代擁有健全的安全堡壘，不只能帶來這個時期的穩定，也能確保未來的穩定。

不用說，有無安全堡壘，當然會影響適應力的強弱。說到適應力，通常大家都會以為這是當事者自身的能力，但其實每個人的能力都差不多，並無太大的差別。適應力的差距，源自於自己獲得多少人的力量、獲得多少人的幫助。找人商量或求助的能力，也包含在當事者的力量當中。

適應力強的人，無論在公司還是家裡、無論朋友還是熟人，都有人願意幫助他。只要找他們商量，就可以避免一個人承擔壓力，最後被壓力壓垮的悲劇。

然而，並不是每個人都那麼幸運。很多人連一個能說心裡話的對象都沒有，配偶或家人不願意聽自己發牢騷的情況也很常見。

如果遇到這種情況，就得從其他地方尋求支持。因此，不少人會依賴酒精這類能放鬆心情的物質、令情緒亢奮的行為，或是網際網路之類的虛擬人際關係。這些事物的共同點是全都具有依賴性，而這並非巧合。具有依賴性，即表示可以依賴它，可當作安全堡壘的替代品。

缺乏安全堡壘的人，很容易沉迷於這類物質、行為或是關係。這是必然的結果。因為只有這麼做才能支撐自己。無法在身邊的人際關係中找到安全堡壘的人越多，提供這類具依賴性的物質、行為或關係的生意就越盛行。

在這層意義上，精神安定劑也可算是提供替代性支持的物質。能夠不用的話當然最好，不過依賴藥物總比被壓力壓垮來得好。此時的重點是，不要輕易依賴具有成癮性的藥劑。所幸，隨著藥物療法的進步，不具成癮性且成效不錯的藥劑越來越多。適當地使用這類藥物，要比依賴酒精或抗焦慮藥更加安全，而且問題解決、壓力減輕之後也可以停藥。反之，如果依賴具成癮性的藥物，就得持續為了吃藥而吃藥。

不過，這終究只是替代行為，很難獲得真正的穩定，而且還潛藏各種危險。不用說，若能在身邊的人際關係中找到並保有安全堡壘，不但情緒會比較穩定，也能增進社會適應能力。

在某個意義上，我們精神科醫師的工作就是提供安全堡壘，除此之外，我們也會協助患者維持身邊的安全堡壘，或是獲得新的安全堡壘。

有助於了解壓力的三項因素

現在來整理前述的內容吧！同樣都是受到壓力，影響我們能否順利克服壓力的因素，除了①負擔的多寡與持續時間外，②當事者的處理能力、③支持當事者的環境與關係也很重要。當事者能否順利適應，大致上取決於①負擔、②處理、③支持這三者的平衡。簡而言之，如果是①負擔＜②處理＋③支持，有時就算沮喪消沉也不至於被壓力壓垮，但若是相反的關係，當事者就會逐漸被壓力壓垮而崩潰。

當我們的狀況不好，或是越來越沒精神時，就必須留意這三項因素，並且重新取得平衡。換言之就是減少負擔，或是增加處理與支持。

早上爬不起來、經常請假不去上班（上學）、工作（課業）令自己痛苦不堪等情況，也適用這個做法。請假休息可以減輕負擔，這是最有效的抒壓方法。

不過，請假期間精神恢復正常，但到了必須上班的日子就又無精打采，也是很常見的情況。另外，當事者也可能因為請假期間累積了很多工作，或擔心周遭會給自己施加壓力，反而更不想去上班。

此時重要的是，周遭的理解與支持。只要周遭給予「你可以好好休息」的安心感，當事者就不會焦慮，而能夠放心休息，讓受損的身心復原。家庭是否為比職場更能療癒身心的場所也是一大重點。假如家人為了請假不去上班一事，不斷責備當事者，反而會把當事者的精神逼得越來越緊繃，繼而對無法去工作的自己感到絕望。人在筋疲力盡、受到傷害的時候，需要的是可以放心療傷的地方。換句話說，是否擁有扮演安全堡壘角色的對象，將會大幅影響抗壓力的高低。

扮演安全堡壘角色的對象，會在當事者需要休養時讓他休養，等他的精神恢復到一定程度後，需要鼓勵時就給予鼓勵，即使失敗了也不責備他，而是很有耐心地在一旁等他復原。此外，安全堡壘也不會強迫當事者或對他說教，只會觀察當事者目前需要什麼，然後給予需要的東西，設法激發當事者的力量。

不過，就算提供當事者安全堡壘，抑或確保當事者的安全堡壘，光靠這種方式是無法解決問題的。即使找人商量、獲得建議，問題最終還是得由自己解決。決定如何處理問題並且付諸實行的人，是當事者自己。就算對方願意聽當事者訴苦、給予建議，對方也不可能代替當事者去公司上班、幫他找到結婚對象，或是解決離婚問題。只有自己能面對懸而未決的問題、突破絕境。

因此當事者需要的是，提高自己的處理能力。當事者必須培養處理問題的能力，使自己能夠解決造成壓力的事、造成麻煩的事，以及造成痛苦或糾葛的事。筆者將在最後一章說明這項技術。

第二章 「生命的意義」與適應

第一章是從壓力，以及處理壓力的方法此一觀點來探討適應。一個人能否順利適應，取決於壓力與抗壓性的平衡，這可稱為適應的壓力模式。雖然這個模式釐清了壓力造成的生理性影響，不過就算受到同樣的壓力，痛苦程度也會受其他因素影響而有很大的落差。

相信大部分的人都透過經驗得知，即便只是小小的失敗，抗壓性也會因當事者的心態而有很大的差異。面對同樣的壓力，有些人會承受不住而被壓垮，有些人卻能適應得很好。兩者的差別究竟從何而來呢？若想順利適應，應該注意什麼重點呢？影響一個人適應或不適應的決定因子當中，何者比較重要呢？所謂的心態究竟是什麼意思呢？本章就帶領各位進一步探究這幾個問題。

針對這些疑問積極摸索答案的領域，其實是精神分析學，而非精神醫學。我們先來看看前人的成就與他們的發現，並進一步研究適應與其決定因子。

第一節　佛洛伊德的精神分析與阿德勒心理學

佛洛伊德精神分析中的「適應」

精神分析始於佛洛伊德的發現：精神官能症是遭到壓抑、被排除到意識之外的糾葛或創傷回憶（造成心理創傷的不愉快回憶）所引起的疾病。佛洛伊德的精神分析，不過是一項將壓抑的糾葛或回憶再度拉回意識之中的作業。

那麼，什麼是糾葛呢？佛洛伊德認為，糾葛是快樂原則與現實原則的對立。內心的欲望與欲望無法實現的現實之間產生的摩擦會造成痛苦，為了逃避這份痛苦，人會壓抑內心的糾葛。遭到壓抑的糾葛便會在不知不覺間轉化為症狀表現出來，而這就是所謂的精神官能症。

遵循快樂原則的本能欲望稱為本我（id或Es），遵循現實原則禁止欲望的心理機制稱為超我（Super-ego）。舉例來說，道德與父母的教育、管教，可算是強化超我的事物。至於自我（Ego）則負責協調快樂原則與現實原則。

從這個觀點來看的話，適應即是自我在快樂原則與現實原則之間進行的協調作業。

不過，快樂原則當中，佛洛伊德特別重視的是性慾。佛洛伊德認為，性慾是最根本的欲望，亦是生命能量，而源自性慾的能量稱為「原慾」（即Libido，字源與Liebe〔愛〕相同，意思相當於日文的「愛慾」）。若按照佛洛伊德的想法來看，性慾或恐懼如果遭到壓抑，就會妨礙原慾正常發動，繼而引發各種症狀，造成適應問題。

舉例來說，有一位名叫漢斯的青年罹患了恐馬症，他很害怕出門，而且心情沮喪，情緒也不穩定，於是他接受了佛洛伊德的診察。漢斯可說是因為罹患恐馬症，導致生活出現不適應的問題。

佛洛伊德聽完他的情形後，隨即發現以下的事實。漢斯小時候曾目睹馬車在眼前翻倒，因而受到驚嚇。這段恐懼經驗造成心理創傷，使他害怕馬匹，並引發外出恐懼症——這個部分相信任何人都推測得出來。

不過，佛洛伊德又繼續回溯漢斯的記憶，並提出可謂異想天開的解釋：漢斯曾不小心目睹雙親的性交畫面，當時受到的衝擊導致他懼怕父親的巨大陰莖，這股恐懼使他罹患了恐馬症。

壓抑與症狀化之機制，即使在今日依舊是具合理性的理論。當然，性方面的糾葛或創傷經驗也有可能影響適應，但佛洛伊德的看法還是很難套用在所有的案例上。佛洛伊德的信徒當中也有好幾個人漸漸覺得無法再繼續追隨下去，因而離開了佛洛伊德。接下來要介紹的阿爾弗雷德．阿德勒（Alfred Adler），就是最早離開的信徒之一。

阿德勒的個體心理學與適應

一八七〇年，阿德勒誕生於維也納郊外的魯道夫斯海姆（Rudolfsheim）。由於小時候罹患嚴重的佝僂病，直到四歲他才學會走路。當他好不容易能夠走路時又得了肺炎，差點就丟了小命。除此之外，他還遭遇好幾次事故，因此身體十分虛弱。

不過，阿德勒並未屈服於這些逆境，反而立志成為醫師，並且付諸實行。阿德勒的自制心很強，而且非常努力。他所提出的理論也反映了他的人品。

阿德勒認為，人類的根本欲望並非性慾，而是追求優越的欲望。權力欲、支配欲、優越感才是驅動人類的欲望。除此之外，這種優越欲望的根基，在於小時候受到傷害所造成的自卑情結。為了補償這份自卑感，人會創造屬於自己的生存方式。

不過，要是公然展現追求優越的欲望，必定會與周遭產生摩擦，使得社會生活過得不順遂。因此，阿德勒也重視人的另一個根本欲望——歸屬願望。每個人都希望得到他人的接納與認同，這個願望跟「想超越他人」的願望一樣強烈。

因此，阿德勒的適應是指，在追求優越的欲望與「在社會中找出適合自己的容身之處」這項課題之間，巧妙地加以協調。

這種時候，共同體感覺就顯得很重要。所謂的共同體感覺，簡單來說就是不只考慮自己的利益，也會考慮對方或夥伴的利益的態度。只要培養這種態度，最終就能巧妙地協調個人的優越與自我的歸屬這兩項課題，使當事者能夠順利地適應。反過來說，如果缺乏共同體感覺就很容易發生不適應，難以順利歸屬於共同體，於當中發揮自己的特性。

阿德勒根據這項見解創造自己的心理學——「個體心理學」。不過，跟這個名稱相反，阿德勒心理學的最大特徵是，重視「人心」這個社會性層面。就連內在的糾葛也視為人際關係的問題，而非當事者個人的問題。

若以這樣的觀點來看，精神性疾病與症狀便帶有不同的含意。以社會生活的觀點來看，精神性疾病與症狀間接發揮了「赦罪符」的作用，免除自己必須盡到的責任，而這就是阿德勒著眼的重點。阿德勒認為，精神官能症等疾病的症狀，不只能夠免去不愉快的工作，有時還可以控制或操控周遭的人。換句話說，生病有著「獲得控制或支配的特權」這一面。

因此，若要讓患者恢復正常，應該幫助他鼓起勇氣去承擔責任，面對並解決問題，而不是免除他的責任。

阿德勒認為，真正的鼓勵是敦促當事者面對本來該解決的課題，而不是單純接納、安慰、提供避難所給煩惱的人。阿德勒之所以重視自助團體的作用，原因就在這裡。

為不適應所苦的人，或許會覺得阿德勒的見解過於嚴苛，但他的看法確實有幾分道理。畢竟面臨困境的人想要重新振作時，最終大多如阿德勒所說的，他們會努力承擔責任並面對問題。

阿德勒的心理學，深深反映了他自身克服劣勢的經驗，不過帶給阿德勒更多靈感的卻是另一段經驗。

阿德勒曾在維也納的普拉特遊樂園（Wurstelprater）附近開設醫院。普拉特遊樂園就好比日本關西的天王寺動物園，當時周圍是雜亂無章的貧民區。阿德勒就近觀察雜技演員與表演藝人等表演者，發現他們本來都有某種缺陷，但在克服劣勢之後，反而發展出特殊的能力。這使得阿德勒更加相信，缺陷是可以轉化為優勢的，別讓缺陷永遠只是缺陷。

不過，對心靈受傷而無法動彈的人來說，阿德勒式的激勵雖然是正論，卻有可能讓當事者更加認定自己辦不到，反而把他逼進死胡同裡。阿德勒的心理學之所以被批評是「屬於努力者的心理學」，而非屬於眾人的心理學，就是因為阿德勒的理論太過正面樂觀。

舉例來說，若以阿德勒的見解來看最近流行的新型憂鬱症，診斷為憂鬱症即是「免除責任的赦罪符」，並無法促使當事者恢復原狀，敦促當事者承擔責任、回歸原本的崗位，反而才是真正需要的處理方式。

然而，憂鬱症患者當中，也有人是罹患真正的憂鬱症，他們不僅需要充分休養，也不能感到焦慮。另外，新型憂鬱症也絕對不是想要逃避責任才發生的。當事者想盡到的責任堆積如山，然而自己卻無法做到這件事。很多時候是因為職場環境與當事者自身的適應力存在不利因素，再加上承受了很大的壓力才會引發疾病。批評當事者逃避責任、逃避現實，對於改善問題一點幫助也沒有。反而有可能使當事者越來越覺得自己遭到否定，因而喪失自信與幹勁。

其實，阿德勒也曉得這麼做沒有幫助。他在摸索方法的過程中，發現了一個掌握復原關鍵的因子。第一次世界大戰爆發時，阿德勒以軍醫的身分從軍，在這段期間觀察了大批因戰爭的恐怖而精神失常的人。他發現，容易罹患戰爭精神官能症的人與恢復狀況不佳的人，全都有一個特徵。那就是：缺乏與他人建立的關係或同伴意識。阿德勒將之稱為前述的共同體感覺。後來有人針對參與越戰等戰爭的士兵進行PTSD的研究，佐證了阿德勒的這項發現。與他人建立了關係或具備同伴意識的人不易罹患PTSD，就算罹患了也很快就能復原。

這顯示與他人建立的關係或同伴意識，具有維持精神健康免於強烈壓力侵擾的作用。這跟上一章提到的「與他人的關係及他人的支持，是影響抗壓性的重要因子」毫無二致。

於是，阿德勒逐漸把治療的重點放在提高共同體感覺上。只要活化共同體感覺，即使面對的是同樣的不愉快經驗，看待方式也會自然而然改變，並且更容易克服這段經驗。我們所實施的治療就是貼近當事者，並持續發送「你並不是孤單一人」這項訊息，就這點來看或許也算是幫助當事者找回共同體感覺。在克服壓力、預防適應障礙這個議題上，阿德勒的發現與方法可作為一項參考。

第二節　依附型態與適應

不知不覺左右人生的「依附型態」

目前已知，人與人的關係會影響適應的結果，此外也發現，有些人能夠順利地與他人建立關係，有些人卻很難跟他人建立關係。容易與他人建立關係的人，即使受挫也能輕易恢復，反觀很難跟他人建立關係的人，要復原往往很費力。

阿德勒的方法並非完美無缺，因為他並未針對「為什麼有些人難以與他人建立關係」、「該如何幫助難以與他人建立關係的人」這些疑問提出明確的答案。

直到二十世紀即將結束之時，才有人針對這些疑問提出有力的答案。那就是大大影響每個人的壓力承受度與克服方式的因素——「依附型態」。

依附型態的形成，始於嬰幼兒時期和養育者之間的關係，一旦基礎形成後，也會對日後的人際關係產生影響，到了青年期就差不多定型了。依附型態不但會在不知不覺間左右此人的人際關係，對於看待事物的態度、行為模式、對壓力的敏感度，也都有不亞於先天基因的影響力。

創造「依附」概念的人，是原為精神分析醫師的英國精神科醫師約翰·鮑比（John Bowlby）。鮑比在第二次世界大戰期間，針對戰爭孤兒與避難兒童進行研究，二次大戰結束後，他也接受WHO（世界衛生組織）的委託，針對生活在設施裡的孤兒進行大規模調查。調查結果指出，失去母親的孩子就算獲得充足的營養與照顧，依然容易出現發育遲緩或發展遲緩、反覆行為、自殘行為等特殊狀態，鮑比認為造成這種情況的原因是「母愛剝奪（Maternal Deprivation）」。之後，鮑比更進一步地研究，他認為問題的根源在於「孩子與母親之間的依附遭受破壞性的打擊」，並就此確立了依附的概念。

後來又有很多人進行相關研究，如今鮑比的理論——依附並非只是心理上的連結，而是一種生物性現象——獲得了證實。此外也發現，並不是只有孤兒才會發生依附障礙，生長在普通家庭的孩子，當中也有三分之一的人依附型態不穩定，不穩定的依附會對這個孩子的人生造成各種影響。依附型態這個概念就是這樣誕生的。

「羈絆」的真正意義

自從發生東日本大地震（三一一大地震）後，人們就經常提及「羈絆」的重要性。

話說回來，什麼是羈絆呢？大部分的人應該都認為，羈絆就是心靈與心靈之間的連結吧？

從生物學的角度來看，世界上也有不少生物並無所謂的羈絆。具有羈絆的生物，頂多只有過著群體（家族）生活的社會性哺乳類與鳥類。那麼在生物學上，羈絆究竟是什麼呢？答案就是前述的催產素這種荷爾蒙所造成的依附現象。

即便是近緣種的生物，一樣有具情感羈絆和不具情感羈絆之分。以大家都很熟悉的田鼠為例，住在美洲草原的橙腹草原田鼠，夫妻與家人之間有著堅定的羈絆，總是群聚成一個大團體（家族）一同生活。

另一方面，雖然同樣都是田鼠，住在山地的山地田鼠就不具情感羈絆。公鼠和母鼠只會在發情期接觸及交配，交配完就各過各的生活。也就是說，牠們會談戀愛，但雙方之間並無持續的愛情。山地田鼠的親子關係也很冷淡，就算媽媽離開身邊，幼鼠也不在乎，連叫都不叫。反觀具有情感羈絆的橙腹草原田鼠，只要稍微跟媽媽分開，幼鼠就會激動大叫，兩者的反應呈現對比。哺乳期結束後，山地田鼠母子就會分開生活，形同陌路。

我們人類也可說是一樣的情況吧。在農村生活時屬於橙腹草原田鼠型，到都市生活之後，就逐漸變成山地田鼠型。一般認為不久的將來，獨居戶將成為日本家庭的主流，這可說是社會的羈絆漸趨淡薄最顯著的表現。

話說回來，橙腹草原田鼠與山地田鼠的差別從何而來呢？

兩者的差別在於催產素系統的不同。橙腹草原田鼠的紋狀體（喜悅與快感中樞）擁有大量的催產素受體，反觀山地田鼠，喜悅與快感中樞裡的催產素受體少得可憐。一般認為就是因為這個差異，橙腹草原田鼠在跟身邊的對象互相接觸、建立親密關係時便會感到喜悅，而且能夠維持依附關係，反觀山地田鼠並不會發動這種機制，所以只會建立最低限度的必要關係。

其實不只田鼠如此，人類同樣是靠著催產素系統來形成並維持羈絆。大腦中掌管喜悅的領域若擁有大量的催產素受體，與他人建立依附關係及親密關係便會帶來喜悅，反之，催產素受體不足的人則難以對他人產生依附，因此不容易建立親密關係。

不過，無論是橙腹草原田鼠或山地田鼠，都有擁有大量催產素受體的領域，那就是扁桃腺與下視丘。其實，將壓力與依附串聯在一起的生物機制，其箇中祕密就藏在這裡。

扁桃腺是掌管恐懼與不安等負面情緒的中樞，一旦感到危險，就會採取回避行動來保護性命。下視丘則是自律神經中樞。當我們感到不安或壓力時，之所以會呼吸加快、心跳加速，就是因為下視丘接收到扁桃腺的信號而興奮的緣故。

擁有大量催產素受體的個體，即使受到同樣的壓力，恐懼與不安等負面情緒反應也會受到壓抑，自律神經系統的反應也較為和緩。

反之，催產素受體不足的話，就容易過度不安或恐懼，自律神經系統也很容易過度興奮。

就是因為這個緣故，催產素受體豐富的人與不足的人，其壓力敏感度才會產生差異。

那麼，是什麼決定了一個人催產素受體的多寡呢？其中一部分的因素在於基因，不過更重要的因素是，出生後至嬰幼兒時期的養育環境。以人類來說，一歲半以前對依附的形成而言是非常重要的關鍵期，在這個時期獲得充分安心感與愛情的孩子，較能培養出豐富的催產素受體。反之，在這個時期遭到忽視或虐待的孩子，催產素受體就比較少，催產素也分泌不良。於是，孩子就容易感到焦慮不安，就算只是一點點的壓力都會讓他反應過度。

這樣的孩子不只會出現成長停止之類的發展問題，免疫系統也會運作不良而容易生病。在以前的時代，沒有母親照顧的孩子幾乎都會死亡。即使營養充足，孩子也很難養得健康。此外，智能發展與社會性發展也大多有遲緩現象。就算天生擁有平均以上的素質，假如沒受到適當的照顧、培養出穩定的依附關係，就不可能完全發揮與生俱來的能力，有些人甚至只能發揮幾分之一的能力。

與養育者（主要為母親）建立的依附關係，不只會影響日後的人際關係，也會左右抗壓性、安心感乃至一生的健康與精神方面的穩定。

失去依附對象會發生什麼事呢？

雖然依附有助於維持當事者身心的穩定，但同時也存在著危險。那就是，失去依附對象所造成的危險。正因為依附著對方，失去依附對象時會給當事者帶來很大的痛苦。

鮑比特別重視失去依附對象的情況，他將這種情況稱為「客體喪失（Object Loss）」並進行研究。失去依附對象的孩子，起先會激動地抗拒現實，他會尋找那個對象，想把對方找回來。這是第一個階段「抗拒」。

不過，當孩子筋疲力盡之後，他就會放棄抗拒，陷入無精打采、封閉在自己的世界裡、對周遭漠不關心、意志消沉的狀態。這是第二個階段「絕望」。

這種狀態會隨著時間的流逝而慢慢恢復，依附對象的事也會逐漸從記憶中淡去，執著心一樣會逐漸消失。這是第三個階段「隔離」。雖然表面上看起來好像復原了，其實孩子並未完全恢復原本的狀態，內心還留著失去依附對象的傷痕。之後，孩子會比之前更害怕打開心房，或是反而變得愛跟任何人撒嬌。換言之，就是容易往避免跟他人變得親密的方向，或是往過度依賴他人的方向發展。

小時候曾因依附關係而受傷的人，日後的人際關係要比沒受過這種傷的人更容易帶有不穩定的要素。不過，就算有過失去母親的經驗，只要此人與他人的關係保持穩定，並與這個人培養依附關係，就能夠避免這種弊害。

專屬於此人的依附型態，就是在累積各種經驗的過程中建立起來的。

依附型態穩定者的壓力對策

依附型態大致可以分成三類，分別是安全型（穩定自律型）、焦慮型（執著型）、逃避型（輕視依附型）。三者的壓力敏感度及反應表現都不盡相同。

依附型態屬於安全型的人較願意信賴他人、建立坦誠以對的關係，但不會過度依賴對方，雙方為對等關係，該據理力爭時就據理力爭，該折衷時就折衷，比較能建立互相尊重的關係。對於不正當的事會表現出憤怒或攻擊，不過這股憤怒有助於解決問題，使關係變得更好。憤怒與攻擊並不會破壞關係本身。

面對壓力時的對策就是不情緒化，而是以具有彈性的冷靜態度來解決問題，抑或樂觀地接受問題，藉此克服壓力。

焦慮型依附者與逃避型依附者的壓力對策

依附型態屬於焦慮型的人，相當害怕自己被拋棄、被討厭、被否定，而且過度依賴對方，但又常常對依賴對象表現出不必要的憤怒或攻擊。就算只是小小的缺點，也會過度責備對方。因此，往往會讓願意支持他的對象疲憊不堪、喪失自信，最後破壞雙方的信賴關係。

面對壓力時的對策就是小題大作，把周遭的人捲進來，設法靠周遭的力量解決問題。

這種類型的人對於客體喪失也很敏感，容易受到很大的影響。可是，他無法獨力支撐自己，因此會去尋找、依賴其他願意支持自己的對象。

依附型態屬於逃避型的人，則會避免建立坦誠以對的親密關係，始終維持著表面的關係。這種類型又稱為輕視依附型，顧名思義，此類型的其中一個特徵就是不重視與他人建立親密關係，認為這不是很重要的問題。即使與父母的關係，或是其他的人際關係中存在著問題，也會覺得不要緊、沒什麼大不了。

面對壓力時的對策就是把問題掩蓋起來，避免自己受到傷害。有時分明受到很大的壓力，此人卻毫無所覺。等到察覺時，身體往往已出現異狀。

面對客體喪失也是一樣，此人乍看似乎漠不關心，但其實早已受到傷害。要是一再發生客體喪失會使此人不斷「隔離」自己，導致逃避的傾向越來越強烈。

第三節　法蘭可提倡的「生命的意義」

法蘭可在克服集中營的經驗後到達的境界

說到「在嚴酷的壓力狀況下存活下來」這個議題上，有許多精神科醫師做出極為重要的貢獻，其中不能不提的是維克多．法蘭可（Viktor Frankl）。他曾經歷一段慘絕人寰的體驗——社會地位與財產全被剝奪，被迫在奧斯威辛（Auschwitz）集中營生活三年，最後失去妻子、雙親及其他家人，但他不僅沒有發瘋，也沒有失去對人類的愛情與尊敬，堪稱是世間少見的奇人。

也許是命中註定吧，早在被遣送到集中營之前，法蘭可就已著手研究「生命的意義」這個主題，並且嘗試將之納入精神醫學。巧合的是，在集中營經歷的體驗，誠然就是在測試、證明他所提出的概念與方法。

好不容易擺脫集中營生活後，法蘭可這才得知自己的心靈支柱——妻子與家人早已死亡的事實。而且妻子緹莉本來可以逃過一劫，不用前往集中營。但是她不顧丈夫的勸說，堅持與丈夫同生共死，自己選擇被遣送到奧斯威辛。

法蘭可好不容易從集中營這個極限狀態中生存下來，卻再一次面臨重大的危機。他差點被命運擊垮，想要捨棄好不容易保住的性命，追隨妻子與家人而去。所幸最後他克服了這個危機。法蘭可是如何辦到的呢？

以下這段他對朋友說的話，應該能給予我們明確的解答。

某天法蘭可拜訪朋友保羅．波拉克，向他泣訴發生在自己身上的事，以及妻子、雙親與哥哥的死訊，之後法蘭可這麼說：

「保羅，說真的，如果一個人一下子遭遇這麼多，受了那麼多的考驗，那一定有其意義。我覺得，我只能這麼說，似乎有什麼在等著我，期待我去做，我是為某事而存在的。」（鄭納無譯，《意義的呼喚：意義治療大師法蘭可自傳》，心靈工坊）

朋友並未讓法蘭可無所事事地休養，而是立刻安排他回到醫院工作。除此之外，朋友還勸他完成之前沒寫完的作品。這是因為朋友認為，忙碌一點比較能穩定法蘭可的情緒。

法蘭可動筆寫完《生存的理由：與心靈對話的意義治療學》（The Doctor

and the Soul）後，緊接著用短短九天的時間，口述他在集中營經歷的體驗與相關考察，完成《一個心理學家經歷了集中營》（暫譯，Ein Psychologe erlebt das Konzentrationslager）這本書。法蘭可藉由寫作，將累積在內心的東西一口氣宣洩出來。後來這本書又以《活出意義來》（Man's Search for Meaning）這個名稱出版，成了聞名全球的暢銷書。直到今日，《活出意義來》一書依舊是評價極高、談論「極限狀況下的生存」時不可或缺的重要文獻。

法蘭可在該書中做出的結論就是：一個人能否生存下去、是否幸福，取決於這個人能否找出生命的價值。無論面臨何種考驗，只要能從中感受到意義，當事者就有辦法撐下去、克服這個考驗。反之，一旦認為忍耐已沒有意義，當事者就很難生存下去。

之後，他將基於「生命的意義」此一觀點的心理療法，進一步發展成「存在分析」治療法。

存在分析所說的生命意義，絕對不是指「何謂生命」這種既抽象又哲學的概念，反而是更貼近你我、能夠在日常生活中感受到的東西，這就相當於生存價值吧。如果想過著屬於自己的真正人生，就必須在每天的生活中找出意義或是生存價值。

不過法蘭可著重的是，意義並不是他人給予、回答的。生命的意義是應該質問當事者、當事者應該回答的問題。

因此，存在分析重視當事者的責任，認為人的存在本質在於責任。

這點也跟法蘭可重視態度的價值一事有關。法蘭可認為，人具有三種存在的價值。第一種是創造的價值，也就是透過創造新事物獲得的充實。第二種是經驗的價值，也就是透過消遣或學習的機會獲得的充實。除了這兩種大部分的人都曉得的價值之外，法蘭可又加上了態度的價值。態度的價值即是在遇到苦難或考驗時，當事者採取的態度所實現的價值，這很接近所謂的境界。

即使不幸的命運降臨在身上，導致自己處於無法實現創造的價值或經驗的價值的狀況，依然可以實現態度的價值。法蘭可在著作《生存的理由：與心靈對話的意義治療學》中這麼寫道：「個體所決定接受命運的方式，他背起自己的十字架的方式，他在苦難時表現出何種勇氣，他面對不幸或死亡時表現出何種尊嚴，這些將被用來評量他生命的實現程度。」

即使處於束手無策、無能為力的狀況，當事者依舊能夠展現態度的價值。只要實現價值就能克服考驗，這是源自法蘭可自身經驗的信念，當初他就是藉由這種方式，從奧斯威辛集中營的殘酷體驗中生存下來。

即便是殘酷的命運，當人展現勇氣，將之視為自己的人生責任並接受它時，反而能從中發掘出生命的價值。

檢查你的生命意義感

從上述的角度研究適應，可以發現生理性壓力、個人願望與社會現實之間的糾葛，以及生命意義的價值等各種層面其實環環相扣。

就算身心沒什麼負擔、工作起來很輕鬆，假如這份工作很難讓人覺得自己能幹，或是自己的能力或特質不受到肯定，對這份工作的熱情就會逐漸地熄滅。另外，就算他人肯定自己的能力，但若無法在工作成果中感受到人生的意義，仍舊只能過著空虛的人生，無法稱得上是真正的適應。

在這層意義上，一個人是否真的能適應屬於他的人生，最明顯的表徵就在於他是否能感受到自己的生存價值，並為此覺得幸福。

ＰＩＬ（Purpose-in-Life，生命目的）測驗是一種用來評量生命意義感的工具。它是根據法蘭可的理論進行設計，總共分成三個部分，這裡就從Part. A節選十道題目來為各位介紹（參考下一頁）。

每一題都分為七個階段（一～七分），作答者要從中選出最符合自身狀況的答案。如果最後判定生命意義感很低，提高創造的價值或經驗的價值也不失為一個辦法，不過就像法蘭可所主張的，當事者真正需要的反而是努力提高態度的價值。這樣一來，無論面臨何種殘酷的境遇，當事者都不會失去價值，因為他能從生命中找出意義。

7. 退休之後（老後），我

想實踐之前很想做的事　7
6
5
兩者皆非　4
3
2
每天過得渾渾噩噩的吧　1

8. 面對人生的目標，我

什麼事也沒做　1
2
3
兩者皆非　4
5
6
腳踏實地努力實現　7

9. 我的人生

只有空虛與絕望　1
2
3
兩者皆非　4
5
6
充滿令人期待的事物　7

10. 假如今天就會死去，我認為自己的人生

是非常有價值的人生　7
6
5
兩者皆非　4
3
2
一點價值也沒有　1

評分與判定

總分就是你的生命意義感分數（滿分70分）。

55分以上	高適應水準
40分以上～未滿55分	中度適應水準
未滿40分	疑似不適應水準

題目引用自《PIL檢查日本版》（PIL研究會）

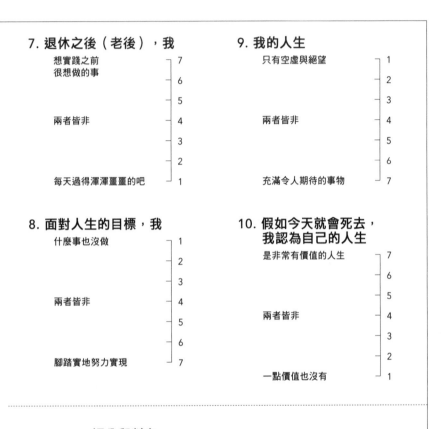

生命意義感檢查（PIL測驗）

1. 我平時總是

無聊透了	1
	2
	3
兩者皆非	4
	5
	6
活力充沛、幹勁十足	7

2. 對我而言活著

總是充滿樂趣，既緊張又期待	7
	6
	5
兩者皆非	4
	3
	2
一點也不有趣	1

3. 我對於生存

沒有任何目標或計畫	1
	2
	3
兩者皆非	4
	5
	6
有非常明確的目標或計畫	7

4. 我這個人

是沒有目的、毫無意義的存在	1
	2
	3
兩者皆非	4
	5
	6
是擁有目的、非常有意義的存在	7

5. 每天

總是很新鮮、充滿變化，令人期待	7
	6
	5
兩者皆非	4
	3
	2
沒有任何變化	1

6. 如果可以的話

沒出生在這個世上反而比較好	1
	2
	3
兩者皆非	4
	5
	6
想要不斷重複這樣的人生	7

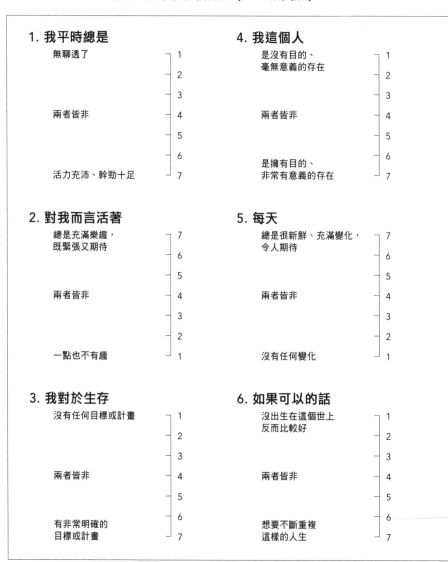

第四節　該如何應對認知偏誤？

貝克的發現與認知療法的開端

探討適應時，「心態」是一個很重要的關鍵字，但心態這種東西，常常連當事者本身都毫無所覺。戴著藍色太陽眼鏡的人，起初會覺得世界看起來偏藍色，但在習慣之後，就不會覺得眼前的景物偏藍色。

美國精神科醫師亞倫・貝克（Aaron T. Beck）在治療憂鬱症患者時，發現他們看待事物總是過度悲觀。他們不只悲觀看待自己的事，對於世界或未來的看法也偏向悲觀。貝克認為這種過度悲觀的想法，或許就是令他們痛苦的原因。於是貝克決定與患者逐一討論，這些悲觀的想法是否真為有憑有據的現實。

結果，患者不得不承認自己的想法違反事實，並意識到自己總是過度往壞處想。最後，憂鬱症的症狀也有了改善。

這個經驗讓貝克了解到，造成不適應的因素當中，看法與成見的影響其實不小，於是他開始實施矯正這個部分的治療。這種治療法後來發展成今日的認知療法。認知療法不只能治療憂鬱，對各種適應方面的問題也頗具成效。

我們智慧生命體在接收到來自外界的各種刺激後，會先進行認知處理，再表現出情緒或行動之類的反應。反應究竟是有助於適應，還是使適應變得困難，取決於認知處理過程是否順利進行。在認知療法中，當事者的認知（看法）特性稱為認知基模（Schema）。認知基模若是均衡又靈活，當事者較能順利適應周遭環境；反之，如果認知基模極端偏頗或缺乏彈性，就很容易與周遭產生摩擦，無法順利適應。

但是，認知是半自動運作的，當事者很難發現自己的偏誤。因為對於當事者而言，那是「常識」、是理所當然的事情。自動進行的認知處理稱為「自動化思考」，而偏頗的自動化思考背後，通常存在著偏頗的信念（成見）。一個人若是抱持著「自己是個無能的人，不管怎樣一定會失敗」，或「自己沒有任何長處，所以沒有人愛」之類的信念，即便只是不值一提的失敗或他人的三言兩語，也往往會將之視為否定自己的事物。

認知療法即是藉由矯正自動化思考或其背後的錯誤信念，來改善當事者的問題，使他更容易適應。

可是，認知的偏誤是長年累月的結果，如果要修正，大多會令當事者相當抗拒。認知偏誤越大的人就算遭到指摘，他也不會承認自己的偏誤，抑或不斷表示問題出在周遭，自己沒有問題。

不過，只要有耐心地持續開導當事者，就算對方一開始很抗拒，總有一天他會注意到自己的偏誤。一旦認知開始改變，不久之後就會發生堪稱哥白尼式轉折（Kopernikanische Wende）的大轉變。當事者會逐漸發現，原以為麻煩是他人帶來的，不過原因其實出在自己心中的偏誤。於是，當事者就會開始學習能讓人生過得更輕鬆、更豐富的看法，心底的信念也會逐漸改變。

使當事者自覺到認知或信念的偏誤，並且矯正過來，在今日是改善適應問題所不可或缺的良方。

以下就為大家介紹容易陷入的、具代表性的認知偏誤。

侵蝕你的五種思考模式

①自我否定……自我否定是一種常見的、相當吃虧的思考模式。就算自己擁有再出色的長處，依然會從否定的角度看待自己，完全沒發現這不過是成見，堅信事實真是如此。這種情況大多是因為周遭總是給予否定的評論，灌輸當事者錯

誤的信念。

自我否定者的負面思考範圍會逐漸擴大。例如認定自己毫無價值，所以沒有人愛；沒有人願意幫助自己；自己的存在只會造成麻煩。這類成見會使當事者不願意行動，最後真的只能得到負面的結果，佐證了當事者的自我否定。因此當事者首先要做的事，就是察覺到那不過是自己的成見。

②**完美主義**……完美主義也是現代人常有的、不幸的思考模式。當事者不太會注意到這是不利於生存的思考模式。完美主義的成因，大多是為了彌補自我否定或自我肯定感的不足。除此之外，養育者只給予有條件的愛，而非無條件的愛，因而造就「如果不夠完美，自己就得不到愛、得不到認同」的觀念，這也是很常見的情況。

能夠完美解決事情時倒還無所謂，但要是該做的事變多，多到超出負荷，當事者就會認為不完美的自己毫無價值，再也無法支撐自己。

完美主義常會跟「應該」的思維結合在一起。當事者認為自己應該做的事，如果沒有全部按照自己的意思就不能接受。

另外，完美主義也跟非黑即白、非全有即全無的二分法思維息息相關。換言之，就是認為事物不是全好就是全壞。然而，這種想法同樣是造成不幸的思維。因為這個世上並不存在全好的事物。結果，在完美主義者眼中，任何事物便都是全壞的。

③自我無助感與依賴思維……依賴思維是相當焦慮不安、無法自立的人容易陷入的思考模式。其根柢為認定自己沒有能力的錯誤成見，以及動不動就依賴別人的習慣。當事者認定自己缺乏應付現實的能力，因此必須依賴他人才能生存，重要的事交給別人決定會比自己決定好。

這種依賴思維是當事者長年依賴過度保護自己的養育者，或是遭專橫的養育者控制，奪走自行決定的機會所造成的結果。過度保護與控制都會有損自主性，造成相同的結果。

其實只要不過於認定自己一個人辦不到，並且實際做做看的話，當事者通常能自行想辦法解決問題，此外也能藉由訓練提高自行決定的能力與自立能力。

依賴思維還有各式各樣的衍生版本。其中之一就是命運論思維，認定自己的命運早已註定，自己什麼也做不了，因而放棄承擔責任，不主動下判斷與採取行動。動不動就依賴算命，也算是依賴思維的表現。反過來說，除非不再依賴算命，否則當事者就不可能幸福。當人決定靠自己的力量獲得幸福，開始運用自己的智慧和能力時，命運才會有所轉變。

「幸福幻想」這種思考模式，也是一種放棄自主努力的依賴思維。幸福幻想即是幻想自己用不著努力，好運遲早會降臨，有朝一日自己必定能夠得到幸福。因此當事者不會為了幸福而付出必要的努力，只是一味等待白馬王子能夠像童話那般現身。但很遺憾，王子是不可能出現在這種缺乏魅力的人面前。

④過度類化與過度反應……過度類化是指，只發生過一、兩次就認定每次都一樣，或是只發生一件壞事就認定所有的事都不好，這同樣是一種會妨礙適應、造成不幸的認知模式。災難化思維（Catastrophizing，只是接連發生一、兩次不順遂的事，就認為再也不會發生好事而放棄、絕望），以及選擇性摘要（Selective Abstraction，只看壞事，不看好事），都屬於這種思考模式。反之，過度理想化或過度信任，也是過度類化的表現。

人在心靈失去從容時，思考很容易陷入過度類化。受到傷害的時候，往往會把所有的人事物都當成敵人；向人求助的時候，就算對方是騙子仍會把他當成救世主。只要戒掉過度類化的壞習慣，讓自己能夠客觀看待事實的話，適應就不再困難，每天的生活也會變得很輕鬆。產生這種變化之後，當事者就會發現自己是如何扭曲事實來看待事物的。

⑤混同思維（自己與他人／事實與情感的混同）……自己與他人的界線稱為自我界線，如果這條界線不夠明確，就很容易把自己與他人的立場混在一起，或把事實與自己的心情混為一談。這種不成熟的人格結構，通常可以在年幼的孩子身上看到，不過長大成人後這種結構仍會保留下來。父母掌控孩子或是過度保護孩子，都容易讓父母與孩子的人格界線變得模糊不清，從而產生這種問題。這是父母未維護孩子的安心感、尊重其自主性所造成的結果。不過，若當事者有精神障礙或心智理論不發達的發展障礙，這類障礙也很容易引發這種情況。

個人化（Personalization，連跟自己無關的事都認為是自己造成的）、投射卸責（Projection or Blame-Shifting，連自己造成的事都覺得是周遭的錯）、敵意歸因（Hostile Attribution，連不具惡意的事都覺得帶有惡意）、情感推理（Emotional Reasoning，根據自己的感覺為事情做結論），都是發生頻率很高的典型認知模式。

除了上述的思考模式外，人類還有各式各樣的認知偏誤。只要自己意識到偏誤，並且矯正認知使之不過度偏頗，就能改善適應問題，讓自己生活起來更加輕鬆，也能夠打開機會之窗。

如何跟社會和睦相處？

本章談到壓抑的糾葛與欲望會妨礙適應；追求優越的願望與想獲得認同的願望若不協調就容易引發不適應；小時候的經驗會在不知不覺間影響自己與他人的交往方式；能否從自己的生存方式中找出意義也會影響適應，以及看法的偏誤同樣會妨礙適應，只要經過矯正就能活得更輕鬆。

上述的重點總歸來說，就是自己要與他人及社會和睦相處。如果可以和睦相處就能適應良好，但要是協調方式有些勉強、偏離本質或是有所偏誤，就容易引發各種問題。

若想與他人及社會和睦相處，就得先搞清楚自己想要什麼。除此之外，也要搞清楚對方或周遭的人想要什麼。

另外，意識到自身協調方式的偏誤，改採成功率高的方法也很重要。

其實，進行適應障礙的治療時，同樣需要這些作業與步驟。關於這個部分，筆者將在後面的章節說明。

第三章　發展特性與適應障礙

上一章談到，自己與社會的協調方式，有可能讓自己適應成功，也有可能適應失敗。之所以會適應失敗，是因為當事者有著某種習慣或偏誤，而這類習慣或偏誤又與不適當的協調方式結合。人際關係的類型、認知的偏誤、思考模式與行為模式，雖然大多是後天養成的，但也跟天生的特性脫不了關係。養育與教育的影響固然重大，但這類偏誤無法完全用這兩個因素來說明解釋。除了養育與教育外，也不能忽略遺傳特性與大腦的器質性特性這類生物性因素。

本章要看的是，源自遺傳特性的發展特性是如何影響一個人的適應，以及如果要彌補發展特性的缺點並發揮優點，應該注意哪幾個重點。

焦慮不安的人與害怕失敗的人

「○○障礙」、「○○症候群」之類的診斷名稱，或許會讓人覺得有確切的實體，但其實這不過是幫東拼西湊的東西所暫時取的名稱。真正具有實體的是，各式各樣的基因變化，以及跟各種基因類型結合的遺傳特性。其中還包含一部分因各種偶發因素（會使大腦受損的感染症或缺氧狀態等等）引起的器質性病變的影響。

這些特性當中，有的特性未必與發展障礙有關，但卻跟多數人容易受挫的發展課題有所關聯。

舉例來說，容易焦慮不安的基因類型就是其中之一。你是容易焦慮不安的類型，還是不太會焦慮不安的類型，大多取決於遺傳，焦慮不安與血清素運轉子基因多型性的關係也廣為世人所知。而日本人當中，容易焦慮不安的類型就占了三分之二，其中更有三分之一的人特別容易焦慮不安。

如果屬於容易焦慮不安的基因類型，就很容易依賴他人，比較難以自立。這種類型的人也很怕生及容易緊張，因此要熟悉環境得花時間。此外，這種類型的人很容易受到傷害，而且會一直耿耿於懷。當然，這種類型的人很容易感到壓力，復原也要花時間。發生適應障礙的風險也比不易焦慮不安的人高。

這種類型的人大多藉由依賴某個人或事前擔心，做好萬全的準備來彌補自己的缺陷。如果能善加運用，這也會是一項很好的特性。

另外，容易焦慮不安的傾向，大多也會跟逃避傷害的特性結合。逃避傷害是指以安全確實為優先，連一點失敗的風險都要回避的傾向，這跟慎重謹慎的傾向有關，一般認為先天因素對此特性造成的影響頗大。

不過，環境因素也不容忽視，如果養育者很神經質又容易焦慮不安，總是不斷強調失敗的危險，或是一旦失敗就會責備當事者，便會導致逃避傷害的傾向加劇，害當事者變得膽小。即使擁有同樣的先天遺傳特性，養育環境仍會造成很大的差異，遺傳特性有可能因而加強或是減弱。

逃避傷害的傾向若是加劇，當事者容易產生「要是勉強挑戰卻失敗，會造成麻煩或是害自己丟臉，既然如此還不如什麼也不做」的信念，於是轉而採取消極的人生策略。如此一來，當事者就只能發揮自身一小部分的能力或潛力了。

另外，逃避傷害傾向很強的人，往往會為了避免衝突或摩擦，而過於順從養育者或其他重要人物的意思，並壓抑自己的想法或心情。換言之就是採取「當個好孩子」的策略，儘管短期來看當事者能與周遭和睦相處，但長遠來看卻會出現自主性或身分認同模糊不清、難以自立等弊害。

容易焦慮不安或逃避傷害傾向很強的人，若要避免發生適應障礙，關鍵就在於跟親密的人建立穩定關係。如果身邊有扮演安全堡壘角色的人，生活就會比較順遂。反之，如果跟依賴、依附的對象關係不睦，便會受到強烈的影響，因此首先要穩定這個部分，這點很重要。

另外，這種類型的人常常過度顧慮他人而精神疲勞，因此增加太多人際關係或交往過密的話，容易產生負面影響。撇開支持自己的特別人物不談，跟其他少數人保持簡單的關係比較有助於適應。

容易焦慮不安的孩子對自己得到多少的愛很敏感，容易缺乏安心感，因此往往會出現依附不穩定或母子分離不順利，孩子變得很依賴他人的情況。切記，孩子還小時要給予安心感，讓他盡情撒嬌，上小學以後則要讓他自立。

喜歡追求新鮮刺激的傾向與ＡＤＨＤ

喜歡追求新奇事物是一種跟發展與性格息息相關的遺傳特性。這是一種喜歡追求新鮮刺激的傾向，目前已知跟多巴胺Ｄ４受體的基因類型有關，重複序列較長的人通常比較喜歡追求新奇的事物。

喜歡追求新奇事物的孩子，有時對父母來說很難教養，幼兒時期容易對父母表現出不穩定的依附，學童時期則容易有注意力不足過動症（ＡＤＨＤ）。到了青年期，出現不良行為或藥物濫用等情況的風險很高。原因除了容易出於好奇而嘗試，結果就此依賴藥物之外，也有可能是因為從小易於受到否定的對待，才會把藥物當成避難所。

不過也有報告指出，喜歡追求新奇事物的孩子，若在有同理心且穩定的環境下成長，不僅行為問題能得到控制，孩子跟父母的關係也很穩定。

屬於這種基因類型的人，常見的問題有容易分心、無法專注；不詳加理解對方說的話或文書內容，只憑印象判斷而產生天大的誤會；要他安靜別亂動就會感到壓力，缺乏耐心且無法持續集中精神；大多有不易保持整齊的傾向或不擅長整理的傾向；人際關係多變，依附關係薄弱且容易轉移；愛追求危險的刺激而容易失敗等等。

不過另一方面，這種類型的人喜歡冒險或風險，直覺力與行動力也很優異。

目前已知每十個人當中，就有一個人屬於喜歡追求新奇事物的基因類型，若是遊牧民族或從前經歷過大遷徙的民族，這種基因類型的比例更高。也就是說，這種基因在和平時代是妨礙適應的因素，但在動亂時代卻有利於生存。

喜歡追求新奇事物的人，似乎本來就不太適合定居生活。另外，單調的文書工作也完全不適合這種類型的人。原因在於這種類型的人十分粗心，經常失誤連連，而且一直坐在同一個地方會對他們造成很大的壓力。

這種類型的人適合需要一直動來動去的工作。喜歡追求新事物，反過來說即代表依附關係很薄弱。實際上，這種類型的人大多不太會依戀人與土地，搬家或換工作對他們來說反而是活力劑。

反之，如果一直被綁在同一個地方，這種類型的人就無法發揮自己的強項，只能得到低於平均的成功。因此可以說，他們適合需要東奔西跑的工作，或是能不斷遇到新的人事物的工作。比起追求正確度的工作，他們更適合能憑大致的感覺完成的工作。這種類型的人不擅長管理與整理，東西往往擺得亂七八糟，也不太會管理時間與日程，因此常常遲到或趕不上交期。

這種類型的人我行我素，比起在組織裡工作更適合自營業。這種類型的成功人士，大多從事自營業或自由業。如果要在組織裡做好工作，則需要代為處理事務、如同祕書一般的幫手。

這種類型的人若從事管理職，由於他們想到什麼就做什麼，總是把周遭折騰得人仰馬翻，抑或疏於管理，因此組織很難順暢運作。反過來說，這種類型的人職位升得越高，越容易感到壓力。對這點有自知之明的人，一旦熬過基層時期，就會立刻選擇自立門戶，因此也有不少人年紀輕輕就創業。創業可以發揮不怕冒險的特性，又能按照自己的步調做事，所以壓力反而比較少。

不過，由於現代人越來越不喜歡冒險，這種類型的人一直留在組織裡的情況也比以前常見。然而，這麼做往往令他們痛苦不堪。如果用扣分法替這種類型的人打分數，由於他們經常犯錯，這種評分方式對他們很不利，因此他們不適合當公務員或上班族。尤其如果上司是嚴厲的人，更會令這種類型的人喘不過氣。悠哉悠哉地工作才能發揮他們的長處，如此想來，這可說是非常不幸的狀況。

因此，最好趁年輕時有計畫地考取證照或磨練技術，為自立門戶做好準備。

雖然事務處理能力或整理整頓方面大多有缺陷，不過這點可以透過訓練與習慣在一定程度上加以克服。此時的重點是要建立機制或規定，並養成遵守機制或規定的習慣。除此之外，跟擅長自己不拿手事物的人搭檔，彌補自己的缺點也很重要。

聞名全球的本田技研工業創辦人本田宗一郎，年輕時相當叛逆，好幾次差點丟了性命。由此推測，他的發展特性多半是這種類型的典型。在造物方面他是天才，但課業方面卻不拿手，經營方面起初也是不怎麼注重帳務管理。在公司還只是一間小鎮工廠時，這種經營方式勉強還過得去，但很難成長為跨國企業。所幸當時，本田遇到了藤澤武夫。藤澤是財會專家，管理公司的能力也很出色。幸虧有這兩種才能跟本田互補，本田技研工業才能有這麼大的發展。

具備特殊才能的學習障礙

喜歡追求新奇事物的傾向，常常會跟學習障礙並存。學習障礙並非不擅長唸書，而是指跟一般智能相比，在某個特定領域的學習能力特別低的狀態。舉例來說，有的人智力正常或偏高，卻無法流利地讀出文字或不會寫漢字。這是發生頻率最高的發展障礙。儘管當中也有人並無過動或注意力不足的傾向，不過三分之二的學習障礙者都有過動、注意力不足與衝動的傾向，併發注意力不足障礙或

ADHD（注意力不足過動症）。

讀寫有困難的閱讀障礙（書寫障礙），以及不擅長計算或理解數學概念的算數障礙，都是具代表性的學習障礙。喜歡追求新奇事物的人總是以行動為優先，並具有從體驗中學習的特性，因此不習慣透過文字、數字或記號來理解事物。

在漫長的進化史當中，具備這種特性的人約占一成，可見這種特性有利於生存。然而，如今已進入大家都要唸書，學習文字與算數的時代，這種特性反而變得不利。在這層意義上，要求所有人學習同樣東西的制度反而不適合這種特性。

因此可以說，「學習障礙」其實是所有人都接受相同教育此一制度下的副產物。盡量別以否定觀點將之視為「障礙」，而是當成特性發揮有利的那一面，這樣對當事者及社會都好。

說來奇怪，有學習障礙的人，必定有其他方面的長處或才能。舉例來說，演員湯姆．克魯斯（Tom Cruise）、前美國總統約翰．F．甘迺迪（John F. Kennedy）、商業印刷公司金考（Kinko's）的創始人保羅．歐法拉（Paul Orfalea），都是眾所周知的學習障礙者。湯姆．克魯斯有閱讀障礙，甘迺迪有書寫障礙，歐法拉則有ADHD與嚴重的閱讀障礙。

只要得知原因就能找到克服方法

學習障礙分成許多類型，仔細調查問題便會發現，學習障礙者大多在基本行為方面存在課題。例如不太會轉動眼球，用眼睛追逐東西。因此，他們才會產生無法與別人共享注意力、無法流利地讀字、無法正常書寫、不會抄寫等問題。這些問題累積下來，不只會引發學習障礙，也會造成社會性障礙。這是因為與他人共享注意力是社會性發展的第一步，這個部分筆者將在之後的章節說明。

也有人是不易做到「凝視」這個行為。專注力方面有問題的孩子，不太擅長盯著某個東西看，總是一下子就移開視線焦點。因此，他們常常不看仔細，只靠一瞬間的印象來判斷事物，因而總是粗心犯下錯誤。如果連續犯下錯誤，任何人都會失去幹勁與自信。這種問題累積下來就形成了「學習障礙」。

除此之外，學習障礙當中也有難以察覺的類型，例如聽話能力很差。這種類型的人只記得住一部分的談話內容，或是無法正確理解電話內容，因此很常發生傳達錯誤的情況。

如果對這種類型的人進行檢查，大多會發現他們的聽覺工作記憶很小。工作記憶就像便條紙一樣，用來暫時儲存聽到或是看到的內容。由於他們的便條紙太小，要是對方長篇大論，他們就只記得住最後的部分。

假如工作記憶很小，就該積極運用記事本，還有別不懂裝懂，這兩點都很重要。如果聽不清楚，一定要重新詢問對方，此外最後要複述重點，以避免聽漏重要的內容。

不過，這種類型的人大多不擅長邊聽邊寫筆記，因此需要專門的訓練。然而遺憾的是，目前鮮少有醫療機構實施這種治療。

至於筆者的診所，除了會詳細分析學習障礙的原因之外，還會為每個人安排個別課程，進行必要的訓練，也就是所謂的客製化治療。有趣的是，這種治療方式不只能看到學習方面的進步，就連行為方面、情緒方面、社會性方面也都有所改善。

過於執著的人與過於敏感的人

固執性是另一種頗受遺傳因素影響的特性。這是指執著於一件事物、反覆進行同樣的行為，或是維持相同狀態的傾向。固執性常會妨礙適應，這點應該不難想像吧？固執性反過來說，就是缺乏彈性。

這種類型的人就算發現自己好像走錯路，也不太會停下來改變方向。即使隱約明白自己走錯了，依舊會習慣性地持續前進。除此之外也常發生這種情況：就算對方露出不耐煩的表情，依舊自顧自地繼續說著同一件事；明知道得換個角度溝通對方才會接受，卻仍想用同樣的方法說服對方，結果反而越來越激怒對方。

視情況有彈性地切換方針或方向，其實出乎意料地困難。固執性高的人，一旦覺得自己錯了多半會更加焦慮，因而一再重複同樣的錯誤。明知道這個方法沒用，必須換個方法才行，卻沒辦法更換。

另外，這種類型的人也可能被某一種想法或觀點綁住，無法接受他人的想法或觀點。因此當事者跟他人常常溝通不良，始終固執己見，無法拉下臉妥協而遭到孤立。就算他人指出自己有這種傾向也不願意承認，很難改善自己的固執性，同樣是這種類型的特徵之一。

與其勉強改變這種傾向，不如將之視為當事者的特性，予以尊重與安心感，反而更能提升當事者的彈性。因為越是勉強、強迫當事者，往往容易會使他變得更加頑固。因此關鍵就是累積跟他人產生共鳴的經驗，使當事者能夠與他人共享心情。

目前已知，固執性跟前額葉皮質的機能息息相關。前額葉皮質若運作不良，很容易使固執性增強。自閉症譜系、強迫症、強迫型人格障礙、妄想症、妄想型人格障礙、癲癇等等，都是可在固執性強的人身上看到的、具代表性的狀態。

社會性障礙、溝通障礙與固執性是自閉症的特徵，自閉症譜系則是前者與其他症狀較輕者的統稱。強迫症是一種無法停止重複特定行為（強迫行為）或想法（強迫觀念）的狀態，典型的症狀為不斷檢查門鎖或一直洗手。強迫型人格障礙相當執著於秩序或義務，不懂得通融，想把自己的做法強加在他人身上，因而容易跟周遭產生摩擦。妄想症是一種困在成見裡，不斷想著那件事，而且思考內容越來越異常的障礙，從前稱之為偏執狂（Paranoia）。妄想型人格障礙則是一種多疑、連身邊的人都無法相信的人格障礙，同樣很容易困在成見裡。

雖然不到會被診斷為障礙的程度，不過有固執傾向的人，比例應該很高吧。固執性很高的人，又稱為執著氣質或憂鬱親和型氣質，他們重視與依附對象的關係，要是失去關係就會感到強烈的壓力，失去依附對象也會導致憂鬱。

因此固執性很高的人，對於環境變化較容易產生強烈的抗拒。他們會希望一直保持熟悉的行為或環境。要是環境突然改變就會感到強烈的壓力，有時甚至會陷入恐慌。因為他們無法靈活面對環境的變化。

對這種類型的人而言，部門調動或職務調動會造成很大的壓力，也很容易產生不適應的情形。若要避免這種狀況，最好平時就要努力拓展自己的適應範圍。

舉例來說，這種類型的人就算外食，通常也是好幾年來都去同一家餐廳，坐在同一個座位，點同樣的餐點。因為這麼做能讓這種類型的人感到安心。

但是，這種適應策略反而會縮小適應的範圍。如果偶爾去別家餐廳，偶爾改吃其他餐點的話，不僅可以改變行為模式，也能活化適應力。可別小看用餐這件事。正所謂一事通萬事，就算是大家認為不值得一提的小事，只要引起小小的變化，就能促成大變化。

不過要是一次改變許多東西，反而會失去安心的支柱，導致壓力變得更大。如果要改變環境，應該保留一部分熟悉的事物，以及與熟悉的人物之間的關係，不要突然大幅改變所有的東西，這點很重要。

固執性時常與過敏性並存。這是一種對聲響、氣味、環境變化相當敏感的傾向，常可在發展特性存在課題的人身上看到。過敏性也是一種頗受生物性因素影響的特性。

這種過敏性跟一般的過敏一樣，即便是對他人不痛不癢的刺激，也有可能對當事者造成很大的壓力。如果不被周遭理解，只能被迫忍耐的話，反而會使過敏性變得更強。若是考量當事者的特性，讓他能夠安心的話，通常過敏性就會逐漸減弱。

喜歡孤獨的人

與他人一起行動、聊天，通常會讓人感到快樂。因此人會與他人接觸，也會聚集起來建立村落或城鎮，跟大家一起生活。但是也有些人覺得，一個人反而比較輕鬆自在。

造成這種類型的原因五花八門，例如在不受關愛的環境下長大，因而形成逃避型依附，或是基因造成的影響。如果是基因引起的，各種突變與多型性都有可能是原因。

例如DISC－1基因突變，就是目前已知的原因之一。有這種基因突變的人，容易陷入社會性失樂症的狀態，也就是跟他人在一起時感覺不到快樂。因此這種類型的人通常沒興趣跟他人一起行動，喜歡獨來獨往，或是缺乏協調性。如果有這種基因突變，罹患思覺失調症或自閉症的風險也會增大。

除了這個基因外，催產素受體基因多型性近年來也受到矚目。目前已發現好幾種基因多型性，而具備某種基因多型性的人，會出現對人際關係很消極、容易焦慮不安、聽話能力很差的傾向。這些也是自閉症譜系的人常見的特徵。

催產素受體與依附息息相關，如果基因突變導致催產素受體的機能降低，就有可能形成難以培養出依附關係的體質。

從前就有不少人具備孤僻氣質，不喜歡社交，喜歡孤獨。其中一部分的人可能是受到基因影響，罹患社會性失樂症，所以才喜歡獨處。

不過即便有這種遺傳變異，會被診斷為「障礙」的人也只有百分之幾甚至更低。只有同時具備好幾種不利的基因，或是同時受到數種不利的環境因素影響，才會表現出嚴重到可稱為障礙的偏誤。換言之，基因無法決定一切。不因為討厭社交就逃避社交，而是適度努力接觸這類機會，藉以活化社會性機能，反而能讓當事者喜歡甚至擅長社交。

能否用表情跟母親對話？

社會性與溝通的最初始階段，就是與媽媽四目相對，用表情溝通。看到媽媽笑就會跟著笑，玩捂臉躲貓貓遊戲會覺得有趣，這些反應代表孩子已踏出溝通的第一步（即情緒回應）。

假如在這個階段，孩子都不跟媽媽對望，也不會去注意媽媽的表情變化，就表示孩子尚未踏出最初的第一步，因此必須充分留意孩子的狀況。

首先可以看著孩子的眼睛跟他說話，增加刺激，或是對孩子的任何小舉動給予更多的反應，努力豐富親子關係，這點很重要。因為這個時期還有機會藉由這種方式挽救狀況。

不過就算這個階段過關了，也還不能完全放心。社會性發展是否正常順利，下一個重要的分界點就是出生後九個月左右。此時要留意的是，「共同注意力」這項發展課題是否順利過關。

共同注意力是指與他人共享注意力，例如跟媽媽一起注視同一件物品。換言之就是對媽媽注意的東西感興趣，自己也注意同樣的東西。如果是定型發展的孩子，只要到了這個時期，自然看得到這種現象。

不過，如果是自閉症譜系的孩子，共同注意力的發展就有缺陷。孩子總是心不在焉，對媽媽注意的事物不感興趣，只看自己想看的東西或是發呆。就算媽媽提醒孩子「看這邊」，孩子也毫不理會，或是無法理解媽媽在說什麼。

共同注意力之所以重要，是因為這個階段過關了，孩子才有辦法與他人共享注意力。過了這個階段後，便進入溝通的新階段。孩子開始將母親說的話與對象物連結起來，從情境中學習與記住詞彙。此外，這個過程也能培養心智理論，亦即理解對方的意思或情緒的能力。如果是定型發展的孩子，四歲之前就會確立心智理論，能夠設身處地理解對方的意思或心情；如果是自閉症譜系的孩子，則得等到八歲至十歲左右才能確立。

關於為何有些孩子能順利形成共同注意力，有些孩子則否，其中一種有力的解釋是：有些孩子在共享注意力時會感到快樂，有些孩子則不會。共同注意力障礙也被視為早期發現自閉症譜系孩童非常重要的指標。一般推測，這應該與前述的遺傳因素有關。

不過，遭受母親虐待、呈現混亂型依附的孩子，同樣也會缺乏共同注意力。若生長在受虐的環境，孩子就會對他人漠不關心，阻礙共同注意力的形成。孩子受到良好照顧的程度與共同注意力的活躍度呈正比。

總而言之，遺傳因素與養育因素兩者都有可能造成影響。

亞斯伯格症候群與適應障礙

如同前述，社會性障礙與固執性是自閉症譜系的特徵，其中智力正常、語言發展並無遲緩的類型，則稱為亞斯伯格症候群。

在能力方面，亞斯伯格症候群患者不但不比他人差，而且大多對特定領域有著不輸給任何人的興趣與知識，並且在專業領域展現傑出的能力。他們雖然不擅長跟人打交道，卻很擅長跟物品或數字打交道；雖然日常對話不太流利，多半卻很擅長運用抽象的詞彙。因此也有不少亞斯伯格症候群患者從事ＩＴ技術者、工程師、研究者等職業，並在該領域大展身手。

不過，他們在人際關係方面態度很消極，很難跟周遭協調，容易遭到孤立。另外也有固執性強、興趣狹窄的傾向，不擅長雙向溝通與妥協，反應很極端，有時還會自己逼迫自己。除此之外，還有神經過敏的傾向，很容易感到壓力。

由於這些特性，儘管亞斯伯格症候群患者擁有出色的才能，卻很難有機會發揮，發生適應障礙的情況越來越常見。從企業的角度來看，如果無法善加運用亞斯伯格症候群患者的才能，導致當事者罹患憂鬱症等疾病甚至崩潰的話，也會阻礙公司未來的發展。這是因為這種類型的人最富有專業性與獨創性，能夠為公司帶來飛躍的進步與突破。如何善加運用這種類型的人，對企業而言也是一個重大的課題。

此時需要的不是要求他們配合企業的機制，而是依據這類型人的特性，讓企業的機制配合他們。

根據調查數據顯示，矽谷的自閉症譜系盛行率超過一成。這是該地區兒童的盛行率，在ＩＴ企業工作的人，盛行率應該更高吧。他們能夠毫無窒礙地工作是因為這些企業所提供的環境，可以讓這種類型的人舒適地工作。例如彈性工時與ＳＯＨＯ（在家工作）的工作型態，就是具代表性的制度。

另一個重點是，考核績效採用客觀的方法，而非主觀的方法。如果考核不是取決於其他員工與上司對自己的好惡，而是看自己提高多少數字的話，這種類型的人比較能夠接受。

關於這點，日本企業也慢慢有了改變，只可惜目前齊頭式平等的意識依舊很強，企業大多還是要求平均的能力。現階段可以說還沒有完善的體制，能夠讓有特定能力的人好好發揮。

要避免這種類型的人發生適應障礙，讓他們能夠毫無窒礙地生活，關鍵就是要了解並因應其特性（偏弱的社會性、固執性、過敏性）。無論是在家裡、學校或是企業，基本原則都一樣。

如果要彌補社會性方面的弱點，不可缺少的是能夠促進、幫助當事者溝通的人。目前有不少大學的研究室引進了導師（Mentor，可作為此人精神支柱的教育者）制度，扮演導師或是搭檔（Buddy，照顧當事者、給予建議的前輩）角色的人，能在當事者感到困擾時立刻與他討論並給予建議，或是出面幫忙協調，這麼做相當有助於防止障礙發生。

只要導師或搭檔能好好發揮安全堡壘的作用，光是這樣就能讓他們生活得很安心。

醫療機構裡的心理諮商師也可以扮演這種角色。像筆者的診所就是由醫師與負責的心理諮商師一起扮演這種角色。

當然，提高他們自身的社會性能力也很重要。與其說他們沒有這種能力，正確來說應該是對社會性關係缺乏興趣，所以他們往往疏於訓練。其實，社會性技能看似非常差的人，只要進行相關的訓練，大多都能有顯著的改變。

另一項課題是固執性與過敏性。第一步應該準備一個可以讓當事者安心、減少壓力的環境。

旁人要努力配合當事者。首先是建立規律的生活規則或制度，將之串聯成一道流程來實施，盡量不要破壞秩序。切記，要等到培養出足夠的安心感後，再慢慢增加變化，從固定的模式逐漸拓展範圍。

進入青春期以後，當事者就會察覺到自己的傾向，並且有意改變自己，換言之就是進入覺醒的時期。雖然每個人的情況不盡相同，但只要當事者有了想改變自己的念頭，這個念頭便能形成一股很大的改變原動力，於是當事者就會朝著這個目標努力或進行訓練。

第四章　人格類型與適應障礙

人類會在遺傳特性與環境因子的相互影響下，逐漸形成個人的想法與行為風格，而這就是所謂的人格（Personality）。十五歲以前人格還是流動的，過了十八歲後就逐漸穩定下來，而在二十五歲以前，這個人的人格就幾乎定型了。人格反映了發展特性與依附型態，並塑造出最終的型態。

人格的差異亦是適應策略的差異。每種類型的人格都有相應的適應策略，因此探討適應時必須留意人格的特性，思考對應方法才行。畢竟有時這個方法對某類型人格的人有效，對其他類型的人格卻完全不管用。

本章就來看看各類型人格的人具備的信念與適應策略（適應辦法），並研究何種情況會使當事者難以適應、何種介入能有效促進適應。

逃避型人格障礙與適應策略

【特徵與容易掉進的陷阱】

逃避型人格的特徵就是，在適應策略上採取極力避開會造成傷害的危險。無論是挑戰、承擔責任或爭鬥，全都有失敗而受到傷害的危險，所以有逃避型人格的人會避開這一切，藉由這種方式保持心靈的平穩與安定。這種類型的人總是避免跟他人深入交往，只會建立表面上的關係，此外他們也滿足於遠低於自身實力的工作或地位，不喜歡增加負擔。

之所以採取這種消極的策略，根本原因在於他們總是低估自己。有逃避型人格的人認定自己沒有能力也沒有長處，不管做什麼都一定會失敗。這種成見大多是因為從小總是為了辦不到的事遭人說長論短、不斷受到傷害所造成的結果。也就是這個緣故，這種類型的人大多「不曾被誇獎過」。

儘管採取了以安全為第一的適應策略，不過諷刺的是，這種做法未必能保護安全。一個人從小就接觸許多細菌的話便能產生抵抗力，長大後即使感染弱毒細菌也不見得會要了他的命。同理，避開危險，反而會發生危險；想要避免受到傷害，反而更容易受傷。這種做法會使適應的範圍變得狹窄。

事實上，有逃避型人格的人經常會發生適應障礙。他們拒絕上學或不想上班的比例很高。此外，這種類型的人也容易罹患憂鬱症或焦慮症。這點雖然也跟容易焦慮不安的遺傳因素有關，但由於他們總是逃避不擅長應付的狀況，才會使得適應力越來越差。

【改善適應需注意的重點】

這種類型的人對自己非常沒有信心，總是過於低估自己；眼睛老是往下看，總是盡可能避免引起他人的注意。儘管他們並非不想沐浴在聚光燈下，但真的受到矚目時反而會產生壓力。

雖然他們很想得到誇獎，但誇獎也是沉重的負擔。因為一旦被人誇獎，他們就會覺得下次不可以失敗。受到期待對他們而言是沉重的負擔。他們想在沒人會注意到自己的地方，輕鬆自在地過活，然而內心又渴望得到他人的認同。除此之外，他們也渴望更加精彩的成功。可是，這些願望頂多只是放在心裡想想而已。

若要幫助這種類型的人改善適應問題，首先絕對要避免給予否定的評價。不要指出沒辦到的事，應該指出當事者辦到的部分。不過，過度誇獎會給當事者造成壓力，因此只要平淡地告知結果就好。用期待的語氣誇獎當事者並非上策，這麼做會令當事者感到壓力而想要逃避。

這種類型的人大多會在面臨某個失敗或是得到否定的評價，導致本來就匱乏的自信更加破碎時發生適應障礙。此時，「自己已經不行了」的心情，與「再度失敗而遭到責備、取笑」的恐懼，會使他們的身體動彈不得。

因此，這種類型的人若要從挫折中重新站起來，不可缺少恢復自信的程序。如果當事者能夠從失敗的挫折中振作起來，那當然再好不過，但要是辦得到就不必這麼辛苦了。這種類型的人若是失敗，很容易留下心理創傷，面對失敗的挫折對他們而言是難度最高的事。

倒不如一開始先從無關成功與失敗的地方起步，讓當事者覺得自己也有辦得到的事，這點很重要。

依賴型人格障礙與適應策略

【特徵與容易掉進的陷阱】

依賴型人格跟逃避型人格很像，都對自己沒有信心。不過，前者是用另一種策略來彌補自信的不足。那就是依賴別人，藉此確保安心感。因此這種類型的人不會違逆他人，而是藉由迎合他人來得到對方的接納與庇護。

有依賴型人格的人認為自己很無能，一個人的話什麼事也做不了。此外，他們會對下判斷及指揮的人唯命是從，藉此擺脫不安。

之所以採取這種適應策略，是因為他們從小就受到父母的掌控，乖乖聽父母的話對自己最好。要是表達自己的意見或心情，下場通常很慘，所以他們才會認定，不表達自己的意思或心情、聽對方的話比較能討好對方。

可是，這種策略顯然有著危險的一面。假如當事者服從的對象是個善人，通常不太可能受到不當的對待，但萬一對方帶有惡意，或是忍不住利用當事者，當事者就會在不知不覺中遭到對方壓榨。除了被迫奉獻財物外，還可能被迫成為犯罪的共犯，或是受到心理方面、性方面的掌控。

另外，有依賴型人格的人總是會察言觀色、討好他人，因此容易精神疲勞。這種類型的人服務精神旺盛，往往為了照顧別人而不惜把自己的事擺在後面，發生適應障礙或憂鬱的情況也不少。

因此，這種類型的人容易為了人際關係感到疲憊。依賴人際關係、與他人關係加深也會造成壓力。一開始保持距離的時候凡事都很順利，但隨著距離縮短，這種類型的人往往會接下過多的委託，或是過度討好每個人，結果就在複雜的人際關係中進退維谷。

【改善適應需注意的重點】

迎合他人、依賴他人的策略，換個說法就是沒有主見，或是有主見卻不表明的策略。就算這麼做能討對方喜歡，但終究無法過自己的人生，只能過他人的人生。這種自欺欺人的做法，遲早會走進死胡同裡。如果自己的想法不明確，久而久之就真的沒有自己的想法了。扮演「好孩子」的做法，其實妨礙了這種類型的人適應。

雖然表達自己的想法，有時候可能會遭到責難、反駁，與一部分的人為敵或是失去愛顧，但卻可以找回對自己而言更重要的東西。那就是自行思考、判斷，自負責任展開行動的自主性。找回自主性，最終能夠幫助這種類型的人改善適應問題。

但是突然要多年來習慣迎合他人的人展現自我主張，當然不可能順利辦到。

這麼做通常會令他們焦慮不安。

這種時候，可以使用接受對方的意見，又能表達自身想法的說法。例如「那的確也是事實，但我覺得應該也有～的一面」、「或許真的如你所說，但我想要～」之類的講法。

當這種類型的人表達自己的想法時，周遭應該加以重視，如此一來，原本薄弱的自我主張就能逐漸變得明確堅定。於是，當事者就會越來越不受周遭掌控。他會發現，只要自己想做就沒有辦不到的事，因為之前都是交給別人去做，才會降低了自己解決問題的能力。

這種類型的人一旦開始展現自我主張，通常就會跟之前依賴的對象漸漸變得不合。這即證明了當事者已達到某種程度的自立。

強迫型人格障礙與適應策略

【特徵與容易掉進的陷阱】

強迫型人格的特徵是對秩序與規則相當執著，適應策略則是忠實遵守規定、計畫或前例等既定路線，來彌補沒自信自行判斷與行動的弱點。這種類型同樣很怕自行思考與行動。但是，他們不像依賴型人格那樣依賴他人，而是依賴既有的框架與規則，藉此免除自行判斷造成的不安。

這種類型的人從小到大，比起「自行判斷與行動」，「執行已決定好的事」更能獲得肯定。他們的重心放在按照計畫或預定行事，而非享受每個瞬間。當然，這點也跟固執性這項遺傳特性有關。此外，這種類型的人也大多有容易焦慮不安的傾向，他們總是藉著「按照規定行動」來減輕不安。

管理龐大的組織時不可缺少這種策略，在長期展望之下推動大型專案時也適用這種策略。想控制巨大化的社會，就必須撇開私情按照程序行事。這種類型的人能夠正確且忠實地按照規定執行工作，因此組織規模越大，越不可缺少這種類型的人。

不過，這種類型的人不擅長即興行動、表現自己的心情。就跟沒設定程式就不會動的機器人一樣，他們很難順從情感自然地行動。換言之，他們在工作上很能幹，但在私生活的親密領域卻顯得笨手笨腳或不靈巧。除此之外，這種類型的人太愛講大道理，因此周遭的人對他們是敬而遠之。面對周遭的汙濁與不明確，無法隨便配合或妥協，繼而引起不必要的摩擦或遭到孤立，是導致這類型的人發生適應障礙常見的原因。

另一個很大的因素是，他們的義務感與責任感過於強烈。這種類型的人常常工作過度，就算得勉強自己也要按照計畫完成工作，不懂得適當地偷工減料。從以前到現在，有強迫型人格的人都是最容易產生憂鬱的類型。

【改善適應需注意的重點】

如果想發揮這種類型的特性，又想改善適應方面的問題，就要特別注意以下兩個重點。

首先，若要減少與周遭發生摩擦、避免成為令周遭敬而遠之的人物，重點就是不要只以符合規則的觀點來看待事物，應該重視人的溫暖與柔軟。要斟酌情形接受例外，並刻意多說一些慰勞的話與將心比心的話。

另外，對話內容也不要全是客觀的知識，應適當地自我揭露，表達自己的感想或心情。盡量對他人的狀況或心情表現出興趣，抱著同樂的態度與人交談，不要老是講正論或大道理。尤其要避免將自己的作風或價值觀強加在他人身上。就算不是故意的，這種類型的人也常常會在不知不覺間就開始對人說教。

另一方面，若要避免為了責任感或義務感而犧牲，應該優先執行非做不可的工作，不要每件事都力求完美，這點很重要。

可以在一天開始時，按照優先順序列出該做的事，然後從優先度高的事情逐一解決。就算當天有事情沒做完，也不要堅持把它完成，而是留到明天再做。切記，完成所有該做的事並非最好的做法，以較少的勞力有效率地行動，不要失去心靈的從容才是最重要的；不要過於蠻幹，應評估自己能在期限內完成的範圍，行動時要秉持這樣的心態。

就算是非做不可的事，辦不到的事就該乾脆地放棄，如果他人提出無理的要求，也別為了負責而認為「只能硬著頭皮做了」。認為只能自己來是這個類型的思考特徵。其實周遭有很多人閒著沒事做，當事者根本沒必要耗費自己的精力，只要說一聲「我辦不到」就好了。

自戀型人格障礙與適應策略

【特徵與容易掉進的陷阱】

誇大的全能感、自我顯示性、缺乏同理心、自私的壓榨，都是自戀型人格的特徵，適應策略的特徵則為自戀型防衛，亦即認為自己高人一等、比他人還要特別，藉此保護自己。無論現實中的自己是怎樣的人，有自戀型人格的人會把誇大的願望或理想當作「自己很特別」的證明，並認為利用較低等的他人實現願望或理想是天經地義的事。

這種類型的人，可能是從小生長在格外要求與肯定「優秀」或「第一」，不重視與他人和睦相處的環境，或是養育者本身有著特殊的自負感，總是瞧不起別人。另外，這種類型的人大多會用誇大的願望來補償自卑感，也有不少人具有某種自卑感或有過恥辱經驗。

這種「成為優於他人的特別人物」的自戀型防衛策略，以適應策略來說確實有好的一面，而且常常能成為造就大成功的原動力。然而，不可否認的是，自戀型防衛策略也存在著阻礙適應的危險。

如果對他人表現出傲慢的態度或缺乏體貼之心，必定容易招致孤立，很難得到周遭的協助與關照。此外也很容易與周遭產生摩擦或嫌隙。偏偏這種時候有自戀型人格的人又常以自我為中心，採取擊敗對方的策略，即使辯倒或鬥贏對方，通常也只會越來越沒人望，把自己逼入四面楚歌的困境。

自私地利用或壓榨他人，雖然能暫時獲得利益，但遲早會招來背信或反抗，當自己走下坡時，有可能遭到他人背叛而加快毀滅的速度。

另一種容易陷入的狀況，則大多發生在現實與願望有很大的差距時。由於無法從現實獲得期待中的那種滿足，這種類型的人會躲在自己的「王國」裡，試圖從中獲得可以取代的滿足。在「王國」裡，當事者就像是一位暴君，對當事者唯命是從的家人則是家臣。又或者，當事者會在幻想或虛擬的世界裡尋求可堪替代的滿足。

而有自戀型人格的人遇到壓力時常見的典型反應，就是非好即壞的二分法處理。對自己有利就視為好的事物與自己同一化，對自己不利就視為壞的事物將之排除。進行這道程序時，當事者必然會扭曲現實，只接受能使誇大的自己安心、對自己有利的事，至於會損害誇大願望的東西，不管是事實、人還是資訊全都隔離在外。這種類型的人往往分不清幻想與現實，而且大多善於幻想，方便自己竄改現實。他們通常會往有利於自己的方向粉飾事實，鮮少會以冷靜嚴肅的態度觀察事實。

有自戀型人格的人對於損害自身誇大性的東西、批評或侮辱、得不到讚賞的狀況，都會感到強烈的壓力。特別是當事者喪失支持其自戀的對象時，如果再碰上這些狀況就很容易受到打擊。

否認或否定也常會使他們逃避，不去面對現實的問題。即便是正當的批評，他們也會當成是缺乏根據的找碴。又或者，不肯聽他人的批評，認為自己遭到不當的對待。他們會藉由這種方式來避免心靈受到傷害。

這種做法一旦讓情況嚴重到無法收拾，接下來他們就會外求，尋找可以撫平自戀的東西。例如，否定針對自己的批評、尋找讚賞自己的人物，或是依賴庇護自己的對象。他們會藉由這種方式，設法讓受傷的自尊心復原。

再下一個階段，就是前面說過的二分法處理。對自己有利的事物就與自己同一化，給予很高的評價，對自己不利的事物就將之排除，只給予很低的評價。他們會帶著熱情接近與自己同一化的理想對象，至於偏離自身理想的事物則報以輕蔑、優越感與冷酷的態度。

如果連這種防衛方式都沒辦法順利解決問題，有自戀型人格的人就再也無法支撐自己而失控，最後面臨悲慘的結局。當事者通常會出現恥辱感、抑鬱、無助感、恐慌、混亂、人格解體、妄想狀態、自殘行為等現象。

有自戀型人格的人對自己的不朽性、理想的自我都抱持強烈的渴望，對於不朽性受到威脅的狀況既敏感又脆弱。除此之外，由於承認自己害怕死亡也會有損自戀，因此對這種類型的人來說，要面對具雙重意義的死亡是很困難的。

有自戀型人格的人認為自己是特別的、自己是與眾不同的例外，藉此來保護自己。

不擅長面對問題的自戀型人格者，容易偏向可以取代的解決方式。他們甚至不願承認有問題，因此常把重要的問題放著不管。於是，問題就間接以各種症狀或異變等形式表現出來。

然而很多時候，整理現實中正在發生或是已經發生的事實，確定問題到底是什麼，要比模糊帶過來得更有幫助。

以賭博輸錢為例。有自戀型人格的人不願面對會貶低自尊心的現實，因此連自己輸了多少錢都不會去想。這種類型的人只會放大贏錢時的爽快記憶，不會去想負面的事。

然而，儘管不去想負面的事，當事者的內心依舊會隱隱感覺不安。為了擺脫這股不安，這種類型的人便會緊抓著「把輸的錢贏回來」的幻想，繼續賭下去。

【改善適應需注意的重點】

要讓有自戀型人格的人恢復精神，重點就是先別批評，而是給予讚賞。了解當事者的優點或願望，給予具共鳴性的肯定。只要能獲得這樣的肯定，這種類型的人很快就能恢復精神。

從支持自己的對象那裡獲得充足的讚賞，可使這種類型的人慢慢懂得以設身處地、體貼的態度來對待他人。

反之，如果一味地責備、否定當事者的自私行為或自戀的想法，就會不斷發生爭執或口角，當事者對待他人的態度也會越來越不體貼、越來越冷漠。

在這層意義上，若要讓有自戀型人格的人進步成長，只看缺點、老是發表負面言論的人，並不是好的夥伴或支柱。如果以這種人為夥伴，有自戀型人格的人就無法獲得安心感，也無法發揮實力。看在依附型態為焦慮型的人眼裡，他們會覺得有自戀型人格的人不夠體貼或關心自己，因而大多會越來越常責備對方。

有自戀型人格的人不擅長面對自己的弱點與問題。就算他人認真指出問題並要求改善，這種類型的人不但不會面對問題，反而還會將指出問題的人視為「不理解自己的人」、「不當批評者」，想辦法讓對方從自己的眼前消失。因為指出缺點會損害當事者自戀式的理想（自己是被選上的、不滅的特殊存在）。這樣不僅無法改善情況，也無法幫助當事者。

除了他人對自己的評論內容外，有自戀型人格的人對於他人用何種方式評論自己也非常敏感。即便提的是同一件事，如果能盡量顧慮當事者，避免傷害他的自尊心，並表達出自己非常重視對方，即使是有些刺耳、不想面對的問題，當事者也有可能願意去面對。

反之，就算是不太會讓人受傷的問題，假如表達方式不恰當，可能會讓當事者覺得被侮辱或羞辱。

這種類型的人，對於他人的語氣是讚賞，還是責難或批評非常敏感。因此如果需要指出問題點，就得小心不要用批評的語氣，而要保持讚賞的語氣，這點很重要。

另一個重點是，這種類型的人對於他人有多在乎自己非常敏感。只要對方的態度冷淡一點或是表現出不耐煩的樣子，他們就會受到傷害，因而感到不安或憤怒。如此一來，雙方的對話就很容易越來越沒交集。

對有自戀型人格的人來說，家庭、婚姻生活與育兒，要比工作與學業更容易遇到困難。

有自戀型人格的人往往會在不知不覺間，把他人當成僕人或奴隸對待。即使對方順從了一段期間，久而久之依舊會越來越抗拒，最後舉旗造反。要是演變成這種情形，這種類型的人就會因為對方不聽話而越來越焦慮，彼此間的摩擦也會日益嚴重。雙方撕破臉只是時間問題。

侵害自主性也是很常發生的情況。自戀的父母會把孩子當成自己的一部分，因此孩子很難培養出獨立自主感。

如果是獨生子女或背負特殊期待的孩子，成長過程中往往會把自己看得太過重要，因此一旦來到沒有家人保護的環境，就會感到不知所措或大受打擊。孩子若生長在會助長他自我感覺良好的氣氛當中，當他遇到現實的極限時，便會面臨很大的障礙。

做作型人格障礙與適應策略

【特徵與容易掉進的陷阱】

做作型人格是一種藉由強調肉體魅力或異性吸引力來獲得周遭關注的人格類型，有著「如果不受周遭關注，自己就毫無價值」的信念。做作型人格的適應策略就是引起他人的關注或興趣，好讓自己的價值獲得認同，他們相當重視肉體魅力與演技這類表面的部分。

這種傾向之所以強烈到異常，大多是因為不曾有人無條件認同自己的價值，只有在展現肉體魅力或做出引人注意的行為時才能得到關注，這種類型的人通常生長在缺乏關愛的環境。另一個常見原因則是，父親或母親重視美麗與性感。

由於這種類型的人過於渴望受到關注，有時他們會貶低自己，或是社會生活出現障礙。常見的情況之一就是說謊。例如假造亮眼的經歷，或是反過來捏造不幸的身世，藉此博得他人的關注或同情。又或者是裝病或佯裝成被害者，藉此博得關心。

由於想受到關注的欲望太過強烈，有些人會放縱自己追求性關係，也有些人會被表面上的客套話或「可以出名」之類的謊言欺騙，而慘遭他人利用。另外，他們追求理想的肉體，因此也很容易發生飲食障礙。

有過度換氣、歇斯底里（身體型疾患）、憂鬱等症狀的人也不少。尤其是置身於少有機會受到關注、平凡無奇的生活時，有些人會覺得沒有活著的感覺，因而陷入憂鬱狀態。有些在職場上表現亮眼的女性會在結婚成為家庭主婦之後陷入憂鬱狀態，這種現象稱為「籠中鳥」症候群，有做作型人格的人很容易產生這種反應。

【改善適應需注意的重點】

改善適應需注意的重點之一，就是把焦點從肉體魅力、性感等表面的價值，轉移到精神的、內在的價值上。另外，還要培養重視身邊事物的習慣，讓自己能夠從平凡無奇的事物中發掘出快樂。如果家事、烹飪、打掃、園藝或照顧家人能讓自己樂在其中，心理狀態很快就能恢復平衡。

還有一個重點是，透過社會活動或工作，將想受到關注的欲望昇華成有助益的形式。曾有陷入憂鬱狀態的女性，自從到都心上班後就完全恢復精神，也有鬱鬱寡歡的女性，因為做了司儀義工及參與舞臺活動而找回生存價值。

珍・芳達的例子

眾所周知，兩度獲得奧斯卡最佳女主角獎的珍・芳達（Jane Fonda），曾為飲食障礙與憂鬱所苦。從前她相當執著於擁有完美的肉體，這股執著起源自母親悲慘的離婚經驗。珍的母親是個美女，跟演員亨利・芳達（Henry Fonda）結婚後，生下了兩個孩子，然而進入家庭後卻是不幸的開始。丈夫的外遇問題令母親苦惱，後來她為了留住丈夫的心而去隆乳，沒想到手術卻失敗了，還在胸部留下慘不忍睹的傷痕。

丈夫提出離婚後，母親鎮日悲嘆，據說她曾給珍看自己的傷痕，並感嘆自己的不幸。當時還是個孩子的珍心想：我討厭這樣的媽媽，媽媽是因為身體變得如此不堪入目才會被爸爸拋棄，我絕對不要跟媽媽一樣。

最後母親精神失常，在珍十二歲那年自殺。可是，珍一滴眼淚也沒流。當時壓抑的心情，導致她在日後為憂鬱所苦。

後來珍透過探究自己的內心、當演員演戲，以及參與救助孩童之類的社會活動，逐漸找回心靈的安寧與穩定。

邊緣型人格障礙與適應策略

【特徵與容易掉進的陷阱】

邊緣型人格障礙的特徵為人際關係與心情的兩極變動、相當害怕遭到拋棄、自我否定、自傷或企圖自殺等自殘行為，周遭容易被他們的破壞性行動折騰得人仰馬翻，或在不知不覺間受到控制。

邊緣型人格障礙的適應策略本質，用一句話來表現就是「如果不答應自己的要求就會去死」，連自己的性命都拿來當作討價還價的籌碼，可以說是抱著捨生忘死的決心，想盡辦法實現自己的欲望。

反正自己都會遭到拋棄，不如先下手為強，做出令對方困擾的舉動，給對方好看，或是把怒氣發洩在對方身上。

這種策略可說是用來保護自己，免受被他人拋棄的恐懼或心理打擊。其實不只邊緣型人格障礙者如此，情緒有些不穩定、反應極端的人，有時也會出現這種反應。

這種策略能夠成為非常強大的武器，用來掌控當事者身邊支持他的人。因為周遭會討好當事者，防止他做出危險行為或反應過度。不過，若對方不怎麼在乎當事者，這種策略就一點用也沒有。換言之，這種類型的人只能適應接納自己的關係。

反過來說，一旦建立了親密關係就很容易發生問題。邊緣型人格障礙者若與他人保持距離就沒問題，一旦建立親密關係大多會突然依賴對方，或出現不穩定的舉動。

短期來看，這種做法可以隨心所欲掌控他人，但長期下來對方往往會心力交瘁，放棄或抗拒與當事者之間的關係。就真正的適應來說，這並不是很明智的策略。但這種類型的人無法不這麼做，因為當前的寂寞或不安過於強烈，使得他們為了短期的得失展開行動，不顧長期的得失。這種情況通常是因為小時候遭到拋棄，或是生長在不穩定的環境，才使他們沒辦法無條件地安心。

【改善適應需注意的重點】

邊緣型人格障礙者對於受到傷害這件事過度敏感，就算是沒什麼含意的話語或舉動，他們也會認為是在否定或排斥自己。因此重點就是，不要過度從否定觀點解讀對方的言論，這樣比較不會活得那麼痛苦，適應起來也會比較輕鬆。覺得自己受到傷害時，應該回頭檢視自己是否過於往壞處想。不要連幫助自己的人都把他當成敵人。

若要從根本改善就得讓自己能夠打從心底明白，擔心遭到拋棄不過是杞人憂天，自己可以多信任他人一點。因此，跟總是以不變的態度來往的對象建立起的關係就顯得很重要。

妄想型人格障礙與適應策略

【特徵與容易掉進的陷阱】

不敢相信他人、疑心過重、祕密主義、偏執的信念是妄想型人格的特徵。妄想型人格的適應策略就是不相信、不信賴他人，藉此保護自己。其根本原因在於當事者認定他人都是帶著惡意、不可輕忽大意的敵人。這種類型的人大多曾遭到背叛、攻擊、羞辱而受到很深的傷害。

「不相信他人」這種適應策略，以保護自己的觀點來看，短期內確實可避免損害，但長期下來卻會失去可從信賴關係獲得的更大利益，終究無法算是很明智的策略。因為這種類型的人往往會拒絕周遭好意提供的幫助或協助，自己招致孤立的下場。

【改善適應需注意的重點】

若要讓這種類型的人更容易適應，當事者就得努力放鬆防衛、自我揭露，或是信賴、信任他人。然而這不容易做到，因為這種類型的人相當擔心，要是敞開心房就有可能受到傷害。因此當事者必須在平日的生活中，培養經得住這股不安的堅強與穩定。

然而實際問題是，這種事無法馬上辦到。這時可以先劃定界線、設定可以開放的範圍，然後在此範圍內慢慢進行自我揭露的訓練，這種適應策略即使是這類型的人也較能輕易做到。不過，別過度揭露自己的事，以免擔心「祕密被人知道了」而使內心的不安升高。應該在不管他人如何評論，自己都有信心不會動搖的範圍內，慢慢揭露自己的事。只要主動談起個人的事，周遭就會對當事者產生親切感。不過要特別留意，這種事必須一步一步慢慢來，距離不要一下子縮得太短，以免陷入想要獨占對方的念頭。當事者應該切割清楚，就算把自己的事告訴對方，對方也不會因此成為特別的存在。只要持續進行這種訓練，便能逐漸提高自我的強度。

周遭也要遵守一項原則：除非當事者主動提起，否則別跟這種類型的人談論或詢問個人的事。由於這種類型的人在揭露自己的事後很容易突然依賴對方，因此周遭應委婉地劃定界線，保持安全距離，這樣既能向當事者表示敬意又不會過度接納對方。

另一件很重要的事情是，應努力往善意的方向解釋他人的行動，而不是尋找惡意的證據。即便是令自己不愉快的舉動，對方也大多不是故意而為。如果認為「他看不起我」、「他是故意的」，往惡意的方向解釋，只會使自己更加痛苦。其實他人並沒有你所想的那麼閒，有空去考慮別人的事，大家光是自己的事就忙不過來了。假使這個人因為煩惱自己的事而疏於顧慮他人，也不代表這個人帶有惡意。

如果可以這樣告訴自己，把即將浮上心頭的負面解釋轉變成正面解釋，不只人際關係會變得比較輕鬆，周遭也會接納自己，人生亦能過得更加順遂。

其實不只妄想型人格障礙者具有這種特性，很多人都有這種傾向，只是程度比較輕微。任何人都有可能不敢相信他人、把所有人都當成敵人、認為他人的話語或舉動帶有惡意。假如你有這種傾向，也可以套用前述的對應辦法。

第五章 測量你的適應力

何謂「精神強度」？

前面的章節探討了影響壓力與適應的各種因素與其機制。支持當事者的羈絆與基礎對於抗壓性的影響，要比壓力本身的影響還大，當事者如何接受壓力或考驗，同樣會影響痛苦的程度。

也就是說，精神強度有很大一部分取決於接受壓力的方式，此外，自己有多依賴他人、得到多少支持的影響也不容小覷。本章就來談談這個部分，並測量你的抗壓性與精神強度。

近年來，精神醫學常用「彈性（Resilience）」來表示精神強度。

彈簧只要負重就會拉長，長度跟負荷大小成正比。只要把重物拿開，彈簧就會恢復原狀。這種現象即是所謂的彈性（Resilience）。不過要是負荷過大，超過彈性限度，彈簧就不會恢復原狀。壓力與心靈的關係也可說是一樣的情況。如果壓力仍在一定的範圍內，只要壓力消失，心靈就能恢復原狀。不過，要是負荷大到超過限度，或是負荷較小但持續很長一段時間，心靈就無法恢復原狀。

因此，其中一個重點就是，壓力的大小與持續時間不要超過限度。除了別承受過大的壓力外，有無抽空休養或恢復精神也很重要。

不過面對同樣的壓力，有些人撐得住，有些人卻撐不住。有些人即使負荷相當大，只要休息一下很快就能恢復精神；有些人只承受一點重量，彈簧就拉到最長。這是因為每個人心靈本身的強度都不盡相同。

心靈的強度，換個說法就是不容易受傷的程度，或是就算受傷也會恢復的能力。所以才用彈簧的彈性來比喻心靈的強度，將之稱為心靈的彈性（恢復力）。彈性大的人不怕壓力與逆境，能夠排除失敗與挫折，不屈不撓地生存下去。

若要避免罹患憂鬱之類的精神疾患，以及從這類狀態中恢復正常，提高彈性是一件至關重要的事。

那麼我們就來檢查一下，影響彈性的七個要素吧！

測量精神強度——測驗1

請選擇所有符合自身情況的項目。

①即使曾經遭遇挫折，依舊相信會成功並且繼續前進。

②感到不滿或憤怒的時刻，比感到幸福的時刻還多。

③經常講別人的壞話與批評別人，較少讚美別人的長處。

④經常認為自己比別人差勁。

⑤經常談論愉快的話題，或是臉上常保笑容。

⑥認為自己是得天獨厚的人。

⑦有時會覺得，自己的人生不管怎麼過都一定不順遂。

⑧對於目前的生活經常感到滿足或感謝。

①+1分　②−1分　③−1分　④−1分　⑤+1分　⑥+1分　⑦−1分　⑧+1分

這項測驗是檢查你的認知傾向為正面還是負面。總分為正分且分數越高者，認知傾向越正面，反之，總分為負分且分數越低者，負面傾向就越強。換言之，總分為負分的人容易陷入負面認知。

有正面認知傾向的人情緒較為正面，行為也很正面，對他人較為友善。

負面認知傾向很強的人容易困在負面情緒裡，也比較會過度防衛或是攻擊他人。這種人往往表面上順從，內心卻充滿抗拒或攻擊性。

這種認知傾向不只會左右心情的穩定度，對人際關係也有一點影響。除此之外，還跟容易受傷的程度及彈性息息相關。負面認知很強的話，就很容易為了一點小事而受傷，復原也要花時間。各位也許會覺得正面、負面只是個性上的小差異，其實這個差異會造成彈性的差異，而彈性的差異又會影響人生的幸福度、社會上的成功、壓力敏感度乃至於健康。

發現自己有負面認知傾向的人，不妨趁這個機會矯正吧！認知的偏誤，可以靠自覺與努力來改變。

若想矯正認知的偏誤，需要進行更詳細的認知傾向分析。因為負面認知跟好幾個因素有關，無法一概而論。

測量精神強度——測驗2

請選擇所有符合自身情況的項目。

①很容易將目光放在沒做到的部分，而非做到的部分。

②就算心情本來很愉快，一旦發生什麼壞事，就會突然不高興或感到沮喪。

③一旦看到缺點，熱情就會突然冷卻下來。

④只要失敗一次就會灰心喪氣，再也提不起幹勁。

⑤一下子非常喜歡某個人，一下子又非常討厭他。

⑥認為與其半途而廢，不如不要做。

⑦比起過著平凡的人生，更想當個特別的人物。

⑧一定要辨出是非曲直，心裡才會舒服。

這些問題項目是檢查你有無完美主義或二分法認知傾向。如果符合的項目超過四個，就表示有這個傾向，如果符合的項目超過六個，代表這個傾向很強。

二分法認知又稱為全有全無認知，就是認為全部都好或全都不好，看待事物的觀點很兩極。二分法認知常常跟完美主義產生連結，只要有一點點缺陷，就會認為全都有缺陷。

不少具備負面認知的人，其實也潛藏著完美主義或二分法認知。若以完美主義（只認同全好的東西）看待他人或事物，世上大部分的東西都是不完美的、不好的。也就是說，無論對人還是事物，完美主義者都只看缺點或壞處，因而常常感到不滿與憤怒，或是充滿攻擊性。這也是導致人際關係不穩定、離婚、虐待的風險因素。此外也有不少人會將矛頭指向自己，繼而引發憂鬱或自殘行為。事實上，二分法認知與完美主義會提高憂鬱與萌生自殺念頭的風險。這種不幸的認知一樣是早點擺脫會比較好。

測量精神強度——測驗3

請選擇所有符合自身情況的項目。

①即使發生令自己難過的事，也會很快就忘掉。
②會對一件事耿耿於懷、念念不忘。
③就算跟人吵架也會馬上和好。
④如果發生不愉快的事，就會影響自己好幾天。

⑤會一直記得別人對自己的評論。
⑥常想愉快的事，較少去想不愉快的事。

①+1分　②−1分　③+1分　④−1分　⑤−1分　⑥+1分

這項測驗是檢查你是否有容易受制於負面經驗的傾向。總分為負分的人很難擺脫負面經驗的影響。執著或受制的強度會使不愉快的經驗變得更加痛苦，並且擴大傷害。面對同一件事，受制程度低的人到了第二天早上就會忘記，但受制程度高的人無論過了幾年都還記得，而且會一再回想起來，每次想到都很不愉快。後者很容易累積傷害，而且往往對他人抱持不信任感或負面的情緒。

一直反覆思考已經發生的事，這種行為在精神醫學上稱為反芻思考。容易陷入反芻思考的人也很容易憂鬱。要維持心理健康，平時就該養成不過度反芻思考的思考習慣，這點非常重要。反芻思考是可以靠自覺與訓練來控制的。

首先要意識到自己的特性，也就是對於負面經驗的固執性，以及受制程度有多高，如此便能幫助自己擺脫反芻思考。只要明白「持續受制於負面的經驗，只會令自己更加痛苦」這點，就能逐漸控制險些受困其中的自己。

受困其中的人，通常會認定這是必然的狀態，並認為自己會變成這樣都要怪他人做了過分的事，此時當事者已經掉進執著的陷阱了。其實當事者也能夠阻止自己繼續受困其中。只要當事者明白，能否擺脫負面的經驗，其實取決於自己而不是他人，情況就會有一百八十度的轉變。

佛教與基督教等諸多宗教都勸人要放下執念，原因無他，因為人的苦難大多源自於執念。這項教誨可以說充滿了前人深遠的智慧。

測量精神強度——測驗4

請選擇所有符合自身情況的項目。

①只要發生不愉快的事，就很容易反應過度。
②常為一點小事而擔心或不安。
③只要換個環境就得花時間適應。
④面對人群或初次見面的人會緊張。
⑤對聲響或氣味很敏感。

⑥只要換了枕頭就很難入睡。

⑦突然發生意料之外的事時會驚慌失措。

這項測驗是檢查你對於環境變化的過敏性與不安的程度。符合項目超過四個的人可說是相當敏感。過敏傾向與不安的程度，當然也會影響認知。能否認為這個世界是安全且可以放鬆的地方，取決於此人具備的安心感。這種安心感是靠天生的素質與從小到大的經驗來培養的。

如同前述，有些人原本就具備容易焦慮不安的遺傳性體質。以日本人為例，只有三分之一左右的民眾不易焦慮不安，其餘的三分之二則是容易焦慮不安的類型，其中更有三分之一的人這種傾向特別強烈。

不過，小時候的養育經驗與母子關係是否穩定也很重要，一歲時母子關係不穩定的孩子，到了青年期罹患焦慮症的風險高達五倍。

天生的體質與養育環境都不好的話，罹患焦慮症的風險非常大，但假如是先天體質不良，養育環境卻很好，就不會有精神方面的問題。事實上，如果從遺傳性體質來看，有三分之一的日本人容易罹患焦慮症或憂鬱症，不過幸運的是，一輩子都不會碰上這種事的人占了很大的比例。當然，未來社會的壓力只會變得更大，這個比例說不定會顛倒過來。

如果有過敏傾向或容易焦慮不安的傾向，面對他人的攻擊或意外狀況時，往往會陷入混亂或動搖。也就是說，認知容易受到周遭的刺激擾亂。過敏的人也有容易受傷的傾向，經常會因為不愉快的經驗而受到傷害。這也是負面認知容易加劇的原因之一。

因此，首先要掌握自己的特性。自己具備充足的基本安心感嗎？或是缺乏基本安心感呢？自己擁有過敏的遺傳性體質嗎？或是遇到事情時能保持冷靜呢？天生的遺傳性體質對過敏傾向或容易受傷的傾向影響很大嗎？還是小時候的養育環境等影響比較大呢？又或者雙方的影響都很大呢？自行掌握上述這幾點是非常有意義的行為。因為養育環境造成的負面影響，較容易增強負面認知。反過來說，只要能夠矯正負面認知，就算有遺傳性的過敏傾向，也能大幅減少負面影響。

蓋茲與賈伯斯的例子

接下來就以微軟（Microsoft）創辦人比爾・蓋茲（Bill Gates），與蘋果

（Apple）創辦人史蒂夫．賈伯斯（Steve Jobs）為例，一起來看看先天體質與後天環境的影響。

蓋茲從小就十分敏感，社會性發展也很遲緩，甚至有人建議他晚一個學年入學。由此可見，蓋茲應該有遺傳性的過敏傾向。所幸，他在雙親的疼愛與良好的養育環境下成長。雖然有遺傳性的過敏傾向，蓋茲的成績依舊很好，更考上了哈佛大學。但是，他不甘躲在象牙塔裡，尚在求學時就已開創了自己的事業。蓋茲總是保持正面的態度，過著社會生活與家庭生活都很穩定的人生。

反觀賈伯斯出生後不久就離開親生父母，在養父母家長大。養父母很溺愛賈伯斯，但賈伯斯心中始終有股格格不入感，他的身分認同問題一直延續到過了中年期以後。賈伯斯從小就是個調皮的行動派，由此可見他的遺傳性過敏傾向並沒有那麼嚴重。

不過，賈伯斯有著容易受傷與負面的一面。高中時代他的成績並不突出，雖然考上三流大學，最後還是輟學了。即使在遊戲軟體製作公司雅達利（Atari）找到了一份工作，過了不久賈伯斯又跑去印度流浪過著嬉皮生活，人際關係與異性關係也相當不穩定。後來會落得一度被趕出蘋果公司的下場，也是因為他內心的攻擊傾向與傲慢招致孤立。

最起碼跟蓋茲相比，賈伯斯的易受傷傾向與不穩定，應該有很大一部分是源自養育環境。賈伯斯一直執著於自己的身世問題，還向禪尋求慰藉。他自覺到盤踞內心的格格不入感與沒來由的憤怒一直在毒害自己，所以才想盡辦法要克服這顆毒瘤。

後來賈伯斯有了如父親一般的禪師，以及中年以後認識的妻子這兩個支柱，總算得到了心靈的穩定。克服負面的毒瘤，獲得正面的穩定一事，支持著他走過最後十年的輝煌人生。

從兩人的例子可知，先天的遺傳素質確實很重要，不容忽視。不過，成長過程中養成的易受傷傾向或負面特性，更會毒害一個人的人生。這類傾向與特性會害自己不幸、遠離成功，即使暫時成功了，如果不能順利克服這個部分，一切都會付諸流水。

即便具備遺傳性的過敏特性，只要找出適合自身特性的生活型態，基本上仍然可以克服。

成長過程中養成的負面認知與伴隨而來的攻擊性，比遺傳性過敏傾向更會侵蝕此人的人生。不過，這個部分一樣可以靠自覺與努力來改變。

測量精神強度——測驗5

請選擇所有符合自身情況的項目。

①喜歡跟他人相處。
②比起獨占利益，更喜歡跟大家分享。
③認為人類很美好。
④說話時能夠打從心底體會對方的心情。
⑤發現別人有困擾時不會置身事外。
⑥經常當別人的商量對象或是照顧他人。
⑦喜歡跟別人合作做事情。
⑧能夠相信的對象超過三個人。
⑨當他人悲傷時，自己也會覺得難過。
⑩不怎麼喜歡一個人遊玩。

這些問題項目是檢查你有無同理心與利他性。符合項目超過六個的人富有同理心。反之，符合項目未滿三個的人可能缺乏同理心。

同理心是指想與他人共享相同的經驗或情感的傾向。利他性則是指想要幫助他人、想與他人建立關係的傾向。富有同理心的人通常利他性也很高，對人信賴感（相信他人）也很強。

同理心與利他性的高低，對於看待事物的方式也有很大的作用。富有同理心的人就算遇到不愉快的事，也不會單方面認為那是攻擊抑或自己受到損害，他會站在對方的立場思考，因此能大幅減輕痛苦。當事者會認為對方不是故意的，他有不得已的苦衷，所以當事者比較能夠忍受不愉快的事。

反之，同理心或利他性很低的話，就會把雞毛蒜皮的小事也當成攻擊，並且有強烈的受害意識。這種現象會增加當事者每天的痛苦。把周遭的人視為同伴還是敵人，兩者對於同一件事的看法，可是有著一百八十度的不同。如果要減輕壓力、改善適應問題，當然是把周遭的人視為同伴比較有利。

提高現代人大多匱乏的同理心與利他性，不只能使自己待人親切，也可以保護自己。

測量精神強度——測驗6

請選擇所有符合自身情況的項目。

①想睡覺或肚子餓時往往會不高興。
②不喜歡等太久。
③容易情緒化。
④有時遇到討厭的事會立刻放棄。
⑤情緒起伏劇烈。
⑥容易暴飲暴食。
⑦對疼痛很敏感。
⑧容易厭倦，沒有耐心。
⑨有時控制不住爆發的怒氣。
⑩想到什麼就做什麼，或看當時的心情行動。

這些問題項目是檢查控制心情與欲望的能力（情緒調節）。符合項目超過五個的人，情緒調節能力偏弱，如果超過七個項目，就表示情緒調節能力相當差。情緒調節能力如果很弱，就容易發生人際關係的問題或是小糾紛。此外，也容易因為情緒反應很直接而遭受反擊，或是無意間激怒對方，自己卻沒發現，反而認為是對方攻擊自己。認知偏向負面且善變，往往前一秒還是好心情，下一秒就為了一點小事而突然變了個人。

反觀情緒調節能力很強的人大多很有耐性，能夠保持冷靜。對事物的看法不易過度負面，心情較能保持穩定。不過，有時也會有過度忍耐的傾向。因此可以說，情緒調節能力過低或過高都會造成負面影響。

了解自己的傾向，保持自我主張與自我控制的平衡將有助於適應。

測量精神強度——測驗7

請選擇所有符合自身情況的項目。

①當自己有困難時，很難立即找到可以求助的對象。

②有時無法打從心底信賴父母或配偶（情人）。

③經常看別人的臉色。

④缺乏受到保護的安心感。
⑤有時會忍不住把酒精當成避難所。
⑥不敢向他人揭露自己的弱點，不喜歡找人商量。
⑦比起依賴別人，更喜歡靠自己想辦法。
⑧老是顧慮他人。
⑨一想到父母或自己生長的家庭，心情就有些沉重。
⑩身邊沒什麼人能夠打從心底理解自己。

這項測驗是檢查你有無安全堡壘、是否覺得自己受到保護。符合項目超過五個的人，可能有安全堡壘的問題，並具備不穩定的依附型態。如果符合的項目超過七個，這種傾向就更強烈了。

安全堡壘始於小時候與父母親的關係，建立在當事者的心中。從小就受到疼愛、與父母建立穩定關係的人，跟他人建立的關係也會比較穩定。只要找到願意幫助自己的對象，依賴這個對象、向對方撒嬌就可以保護自己。是否擁有安全堡壘跟遺傳性的過敏體質、容易焦慮不安的傾向一樣，都會影響當事者的認知。

擁有安全堡壘的人對事物的看法較為正面且穩定，沒有安全堡壘的人看法較負面且不穩定。

以上介紹的是負面認知、完美主義、固執性、過敏性、同理心、情緒調節、安全堡壘這七種影響彈性的因素。這七種因素互有關聯，環環相扣。了解扯自己後腿的是哪個因素，並且努力矯正，即可幫助自己獲得真正「堅強的心靈」。

第六章　容易在學校發生的適應障礙

適應障礙是成長過程中必經的程序

在人的一生當中，容易發生適應障礙的最早時期，通常是就學後，也就是上了小學以後。拒絕上學的案例大多會被診斷為適應障礙。

但其實也有不少孩子在就讀托兒所或幼稚園的階段，就已發生適應障礙。這個階段的現象稱為不想登園（不想去幼稚園），被視為母子分離的問題，最近也有人質疑是發展障礙使然。如果孩子有發展方面的課題，當然很容易發生適應障礙，這點無庸贅言。不過，這終究是因為環境不適合孩子，如果將之視為孩子本身的問題就有失公正了。診斷為發展障礙，意謂著這並不是大人自己的問題，有推卸責任之嫌。

就算是沒什麼發展課題的孩子，如果生長環境不穩定，抑或幼稚園或學校的環境忽視了孩子的特性，孩子當然也會發生適應障礙。反之，只要考量孩子的特性，以適當的方式對待他，或是將孩子移到適合他的環境，通常就能讓孩子穩定下來。在診斷為發展障礙之前，應先檢查環境有無問題、跟當事者的特性有無齟齬，這麼做更有益於改善狀況。

孩子有可能會因為大人的對待方式而產生很大的改變。別動不動就診斷為發展障礙，將之視為適應障礙，解釋成「環境與孩子的特性並未產生良好的相互作用」，這樣不僅能避免偏見，也能有效幫助孩子實際改善問題。

《小王子》的例子

創作出《小王子》等多部名著的知名作家安東尼．聖修伯里（Antoine de Saint-Exupéry），求學時期也發生過不適應的問題。安東尼的苦難始於九歲時，進入聖十字學院（le Collège Notre Dame de Sainte-Croix）這所隸屬耶穌會的嚴格學校以後。在這之前，安東尼一直生活在鄉下的大宅裡，倍受母親及阿姨的寵愛。小時候他只到學校上了短短一、兩年的課，之後就過著隨心所欲的生活。父親在安東尼三歲時就因腦中風而英年早逝，因此母親十分溺愛身為長男的安東尼。

安東尼小時候相當任性，還有「太陽王」這個綽號，他的基本行為也有不少問題。例如，安東尼總是一刻也坐不住，非常容易分心，常常令學院的神父皺眉頭，安東尼也老是挨罵或被留下來管教。他的成績也很差，尤其算數和拼字更是錯誤連連。儘管如此，學業方面還不至於一無可取。最糟糕的是，他不懂得整理整頓，書桌與服裝總是凌亂不堪。

像這樣洋洋灑灑列舉出來，相信各位都看得出來，安東尼有著現代所謂的注意力不足過動症（ＡＤＨＤ）的特徵。另外，他應該也有算數障礙與書寫障礙等問題。

除此之外，他很喜歡沉浸在夢想或幻想當中，經常發呆，很難跟其他的孩子打成一片。不過，他在寫作方面倒是逐漸展露才華，還曾得過優秀獎。只是，那篇得獎的文章一樣是錯字連篇。

十四歲時，安東尼轉學到另一間耶穌會學校，沒想到卻使他的不適應問題更加嚴重。安東尼的法語成績很好，寫詩與繪畫方面也展現出非凡的才華，但其他方面的表現卻一點也不理想。操行問題依然如故，他覺得妨礙其他的學生唸書很有趣。他在這個時期很熱中的其中一件事，就是練習寫反字。上述這些情形，在今日應該會被當作懷疑他有發展障礙的依據吧。

安東尼的母親發覺他不適合那所學校之後，很快就做了處理。一個學期結束後，她便答應兒子的要求，立刻讓他轉回原本的學校，後來發現那裡也不適合他，於是從下個學年起就讓兒子轉學到瑞士一間校風更加自由的學校。安東尼在那裡度過了充實又快樂的兩年時光。對討厭上學的他而言，這是唯一能快樂回憶及談論的求學時光。

如同這個例子所示，勉強孩子繼續待在不適合的環境不僅沒有益處，還會擴大傷口。倒不如放棄這個環境，把希望賭在新天地，反而往往能開拓出一片天。

畢卡索的例子

眾所周知，畫家巴勃羅．畢卡索（Pablo Picasso）也曾於少年時代，在學校發生不適應的問題。畢卡索同樣是一個注意力不足、靜不下來的孩子，他無法乖乖坐在座位上，總是不斷跑到窗邊拍打玻璃窗。

畢卡索也有學習障礙，簡單的計算與閱讀文字對他來說都很吃力。他完全無法適應學校與團體生活。畢卡索相當害怕離開父母，不只很抗拒被父母留在學校裡一事，即使好不容易願意待在學校裡，他也無法忍受被規則束縛。

畢卡索很快就離開最早就讀的學校，轉學到私立小學，但他在那裡也沒有認真上課，據說他總是黏著校長夫人向她撒嬌。畢卡索的妹妹在他三歲時出生，妹妹搶走母親一事，似乎帶給他很大的打擊。恰巧過了不久就發生大地震，當地受災情況慘重。從此以後畢卡索就很黏父親，甚至一定要父親陪他去學校，否則就不去上學。

後來畢卡索依舊很討厭上學，勉強他去學校反而害他身體不適，經常請假。家裡經濟拮据，但父母還是幫他請了家庭老師，然而兒子的學力依舊沒有進步。不過父親鮮少嘮叨，只要兒子乖乖畫圖，其他問題他都能睜一隻眼閉一隻眼。

畢卡索的父親曾是市立美術館的館長，但地位不算穩定。不過，畢卡索的才華能夠開花結果，他的父親確實扮演了相當重要的角色。父親不會勉強兒子去碰討厭或不擅長的事物。不過，父親確信兒子擁有出類拔萃的繪畫才華，因此想盡辦法發揮他的才能。畢卡索很喜歡看父親畫圖，當他表示自己也想畫畫看時，父親毫不吝惜地給他素描本和畫具，為他準備適合練習的題材，更親自教導他入門技巧。畢卡索八歲時畫的第一幅油畫，美得不像是小孩子畫的。

後來，父親失去美術館館長的工作，只好到異鄉擔任美術學校的老師。儘管收入微薄只能勉強度日，父親仍然希望看到兒子的畫技有所進步。自從畢卡索年幼的妹妹去世之後，兒子更成了父親唯一的希望，他把所有的期盼都寄託在兒子身上。後來，畢卡索到父親任教的美術學校就讀，在那裡學習素描與油畫。父親不只在學校指導兒子，回到家後也會教兒子畫畫。在這般充滿父愛的細心教導之下，畢卡索出類拔萃的才能日益精進，更上一層樓。

畢卡索十三歲的時候，畫技已經好到能夠開第一場個展。然而周遭卻不怎麼關注他，畫作的銷路也不好。但是，父親比任何人都相信兒子的才能。最後，父親把自己的畫具送給畢卡索，並宣布自己再也不拿畫筆了。

畢卡索的情況也跟聖修伯里一樣，如果只關注他的問題行為及學習方面的困難，並花費很多精力與時間想辦法解決那些問題，他所具備的最大長處與才能或許就永遠沒機會發揮了。即便他是繪畫天才，也有可能因為一直遭到埋沒而充滿自卑感，最後淪為失敗者或犯罪者，結束這段人生。

就是因為父親拋開「讀寫計算」這種社會的一般標準，改以兒子的特性為標準，準備了能將他的特性發揮到極限的環境，畢卡索的才華才能夠開花結果。

在探討適應障礙時，筆者認為這個案例的教訓相當重要。一直勉強孩子待在不適合自己的環境、無法發揮自己的環境，往往會引發適應障礙，帶給孩子自卑感，把自己視為一無是處的人，最後走向平淡無奇的人生。

不過，只要有人幫助這個類型的孩子發揮特性或才能，就能為這個孩子的人生開啟很大的可能性。

在這層意義上，適應障礙也可說是「現在的環境不適合自己」的警訊。只要迅速處理這項警訊，孩子就用不著生病，還能在適合孩子的環境裡開啟新的可能性，而且這樣的成功案例還真的不少。

克服不利的境遇

聖修伯里與畢卡索的案例，都是以當事者的特性為優先，選擇適合此人特性的環境才得以成功，然而現實生活中，無法做到這種事的情況卻也不少。有些時候，即使這個環境令當事者很痛苦，依然得想辦法克服才行，而且這麼做大多能使人成長並變得堅強。

這種時候，支持當事者的方式就顯得很重要。責備、訓斥當事者，只會把他逼得更緊，讓情況更加惡化。

因細菌學的研究而舉世聞名的野口英世（乳名清作），小學三年級時曾一度不敢去學校上學，相信大家都聽過這個故事。清作小時候被坑爐燒傷，當時並未妥善治療，導致他的手指黏在一塊。同學嘲笑他是「棒棒手」，每天都欺負他，漸漸地他就不去上學了。但是清作不敢告訴母親這件事，每天都假裝去上學，然後跑到附近的河川抓泥鰍打發時間。母親阿鹿為了讓清作上學，便代替不工作的丈夫，從事男人做的粗活來賺錢。因此清作很有罪惡感，不時會幫母親的忙。不過，清作的變化並沒有逃過母親的法眼。她詢問兒子在學校的狀況，清作這才坦承自己沒去上學。如果阿鹿是一般的母親，說不定會火冒三丈，劈頭就把兒子臭罵一頓。但是，她處理這件事的方式相當與眾不同。而阿鹿此時的做法，幫助清作克服了這個考驗。

雖然其他書籍也介紹過這則故事，但由於這一段很令人印象深刻，這裡就引用北篤撰寫的《野口英世正傳》（暫譯）來做介紹。

當時阿鹿把清作叫過來。「她先誇獎清作很體貼，不僅幫媽媽的忙，還去抓泥鰍。但接下來又說，清作這麼做反而讓她很難過，不明白自己努力工作到底是為了什麼，因為她本來很期待孩子能用功讀書。阿鹿流著眼淚表示，清作會被學校的同學欺負，都要怪自己不小心害他燒傷，她很對不起清作。最後她說：但是啊，清作，正因為如此，如果不想認輸，就只能靠學問出人頭地了。你不必擔心家裡的事，只要努力用功就好。」阿鹿痛切地告訴清作，自己不分晝夜都在盼望著孩子能靠學問出人頭地。最後，母親的這番話打動了清作。

為什麼阿鹿的話具有這種力量呢？第一個重點是，阿鹿完全沒有責備、訓斥清作的行為。非但如此，她反而體會清作的心情，責備自己的過錯。不過，阿鹿並不只是體諒清作的心情而已，她還指出清作應該走的路。阿鹿告訴兒子，唯有勤奮向學才能克服折磨他的苦惱，賦予了這個考驗正面、肯定的意義。她開導清作，這份痛苦並非只是「受人欺凌」這種負面、否定的體驗，只要他別認輸、努力往前走，就能找回自己的價值。

聽了母親這席話後，清作流著眼淚發誓，自己再也不會逃避了。

要讓受挫的孩子奮發圖強，需要的正是阿鹿所實踐的那種激勵。所謂的安全堡壘，並非只是接納、疼愛當事者而已，有時還要推當事者一把，鼓勵他拿出勇氣，或是激勵他不要認輸。

挫折也是成長過程中不可或缺的程序

不適應學校的偉人多到不勝枚舉。以《她的一生》（Une vie）等著作聞名的法國作家莫泊桑（Guy de Maupassant），也是跟嚴厲的學校合不來，後來因為寫詩揶揄老師與學校一事曝光而遭到退學。不過因為有母親的理解與支持，他才沒有就此脫離學校這個地方。

莫泊桑不僅進入巴黎大學法學院就讀，後來還一邊在公家機關工作，一邊寫小說。其實，莫泊桑也非常討厭公家機關的工作。但是，他的老師古斯塔夫・福樓拜（Gustave Flaubert）不僅向他說明公務員這份單調但規律的工作有什麼好處，還用這句名言開導他：「所謂的才能……簡單來說，不過就是耐心罷了。千萬別忘了這一點。」

莫泊桑聽從福樓拜的忠告，把工作以外的時間奉獻給小說創作，三十歲那年發表了《脂肪球》（Boule de Suif）這篇短篇小說，獲得他作家人生中的第一個成功。

以《馬爾黛手札》（暫譯，The Notebooks of Malte Laurids Brigge）聞名的詩人萊納・瑪利亞・里爾克（Rainer Maria Rilke），也是一位不適應學校的偉人。里爾克是早產兒，生來體質就很虛弱，再加上母親所溺愛的姊姊夭折，他成了姊姊的替身，一度被當成女孩子來撫養，導致他變得更加敏感。此外，雙親感情不睦，在里爾克九歲那年離婚，他則跟著父親生活。因此可以說，里爾克是在缺乏母愛的環境下長大的。

父親的身體同樣不是很強壯，年紀輕輕卻不得不退伍，這件事使他產生自卑感。於是父親把兒子當成自己的替身，將里爾克送進陸軍學校要他當軍人，但他怎麼可能適應得了嚴格的斯巴達學校。里爾克因而罹患了精神官能症，最後只好輟學。不過，正因為遭遇過這樣的挫折，才讓他決定把精力投注在自己本來想做的事情上。正所謂塞翁失馬，焉知非福。此刻的挫折若用長遠的目光來看，大多都是將來會讓人慶幸的事。

面臨危機時的對應方式能帶來轉機

不光是藝術家與研究者，就連大獲成功的實業家，也有不少人在求學時代吃了很多苦頭。例如日本具代表性的經營者之一稻盛和夫，他是京瓷的創辦人，後來還將KDDI發展至今日的規模，更在短時間內成功重建日本航空而聞名，不過他的求學時代同樣難以稱得上一帆風順。

根據自傳的內容，稻盛的父親經營印刷業，而他是家裡的次男，小時候是個「在家一條龍，出外一條蟲，很愛哭又愛撒嬌的孩子」。跟不需要費心的哥哥相反，稻盛小時候既愛哭又愛撒嬌。上小學的第一天，當他得知自己得獨自留在教室之後，隨即臉色蒼白地哭了出來，害得隨行的母親想回去也沒辦法回去。稻盛相當不喜歡上學，每天早上都得費很大的工夫把他送去學校，例如將他押上腳踏車，硬把他載去上學。之後的日子也難以稱得上一帆風順，國中入學考試的成績很不理想，沒辦法進入當地的菁英學校。

不過，即使遭遇這樣的逆境，周遭的人依然溫柔地守護著他，這也成了幫助他克服日後種種考驗的力量。

孩子在學校發生適應障礙時，周遭的處理方式會給孩子的命運帶來一百八十度的轉變。最糟糕的處理方式就是，責備孩子的失敗，並在孩子的傷口上撒鹽。不過模糊問題，協助孩子逃避，同樣是不好的處理方式。即使失敗了也要相信孩子，有耐心地陪孩子一起面對，這可說是首要重點。不過，自己種的果必須自己承擔，父母不該輕易地代為承受，或是幫孩子收拾善後。

名為「不良行為」的適應障礙

說到適應障礙，一般人通常會以為是相當焦慮不安或憂鬱的狀態。尤其成人的適應障礙，更是經常被當成「憂鬱」的代名詞。不過，適應障礙的表現並非只有憂鬱或不安這種對內的症狀，問題行為這類對外的行為化表現也很常見。尤其年紀越小的孩子，適應障礙越容易以行為方面的問題來表現。除此之外，也會以叛逆、攻擊、偷竊、危險行為等各種困擾行為來表現。

假如只注意表面上的行為並設法矯正當事者，卻不處理關鍵的不適應問題，反而會使問題行為日益嚴重並養成習慣，逐漸發展成不良行為。其實不只小孩如此，大人也是一樣的情況，只不過大人具有一定程度的社會判斷力，能夠靠理性克制自己，所以不易演變成不良行為。但也因為如此，問題往往會以憂鬱、焦慮不安、身心症（心身症）、成癮症等對內的形式表現出來。

適應障礙中的問題行為，可說是保護自己免於強烈憂鬱或不安的代償行為。也就是與其一直遭受攻擊，不如反擊回去，藉此勉強維持自己的自尊心與心靈的平衡。小孩子要是挨罵或遭到否定就會不開心，自尊心越高的孩子越會反抗。例如故意唱反調，或是攻擊告誡自己的對象。

通常小孩三、四歲開始就看得到這類行為，十歲左右進入青春期後就更容易出現這種情況。原本順從聽話的好孩子，也有可能會對大人的指導產生強烈的抗拒，或是嫌大人囉唆而頂嘴。

如果再加上在外沒有能夠安心的容身之處，自己又得不到認同，也就是發生適應障礙的話，這種叛逆行為就會變本加厲。因為在某個意義上，這麼做是在表現自己的痛苦，同時也是想發洩一下心中的苦悶。

在這層意義上，叛逆與問題行為是對於壓力的抵抗與防禦。當人無法對外表現壓力時，壓力就只能向內累積，逐漸壓垮自己。被沮喪或不安折磨，甚至也無法外出。這種狀態通常會被診斷為「適應障礙」，不過對外的行為化表現也是廣義的適應障礙。

若以這種觀點來看行為方面的問題、不良行為、成癮行為的話，即便是會被人當成困擾行為的舉動，應該也能發掘出該行為的真正含意。

老愛做出不良行為的諾貝爾獎學者

奠定腦神經科學的基礎、並曾獲得諾貝爾獎殊榮的腦科學家拉蒙・卡哈爾（Santiago Ramón y Cajal），小時候也是一名無法適應學校的問題兒童、老愛做出不良行為的少年。如果在今日，卡哈爾肯定會被冠上「發展障礙」、「行為障礙（品行障礙）」等「病名」吧。

卡哈爾也跟多數的不良少年一樣，天生的氣質與特性不被理解，老是遭到否定，因而形成叛逆與不良行為的惡性循環。卡哈爾是個一刻也靜不下來的孩子，總是活潑地在山裡跑來跑去，或是愛做危險的事而惹大人生氣。

他還有另一個特徵，就是對大自然有著強烈的好奇心，尤其小時候他對鳥類十分感興趣，就算是危險的地方，他也會爬上去採集鳥巢或是鳥蛋。不過，他不跟別人打成一片，也不喜歡配合他人行動。另外，他從小就很喜歡畫圖，上課的時候也老是在課本的空白處塗鴉。卡哈爾覺得唸書很無聊，他比較熱中於戰爭遊戲、製作強力弓箭或彈弓（彈石器）來打倒獵物，以及觀察大自然與畫圖。

這些特性顯示出，卡哈爾是個擅長資訊處理的視覺空間型兒童。也許有人會把卡哈爾的特性歸類為「發展障礙」或「自閉症譜系」，但與其將之視為這類負面的障礙或缺陷，不如將之視為資訊處理的特性更能發揮他的能力吧？

比起用語言思考，視覺空間型是更擅長活動身體、靠直覺感受的類型，語言能力與抽象能力發展得較慢，也很晚才能體會到乖乖坐著看書的樂趣。因此如果太早強迫孩子唸書，反而會讓孩子討厭唸書。這種類型的人好動又衝動，因此經常遭到提醒或告誡，也常因為抗拒他人的告誡而做出不良行為或叛逆行為。

卡哈爾的父親靠著半工半讀當上了醫師，但因為沒有學位，他只能在偏鄉當醫師。由於這些吃苦的經驗，父親決定讓兒子接受良好的教育。然而，他的冀望卻是適得其反。卡哈爾原本過著在山裡亂跑的生活，十歲時父親把他寄養在叔叔家，讓他去上填鴨式學校。其實卡哈爾想讀的是美術學校，他也告訴父親自己的想法，但父親卻充耳不聞。

後來卡哈爾就讀的是嚴格的填鴨式學校。當時是個體罰當道的時代，卡哈爾幾乎每天都被鞭打得很慘。假如挨打之後還是不聽話，就會被關起來或是不給飯吃。然而卡哈爾的品行非但沒有變好，反而越來越叛逆、越來越管不動。結果過了一年多後，卡哈爾就離開這間學校，轉學到其他學校。

可是，下一間學校也有個大問題。霸凌在校內蔓延，對周遭漠不關心的轉學生卡哈爾成了絕佳的霸凌目標。雖然卡哈爾對打架很有自信，但好幾個學長打他一個，他當然打不贏對方。不過，卡哈爾並沒有因此退縮。他發誓要雪恥，每天熱中於鍛鍊身體，並且磨練射彈弓的本事。

一年後，他鍛鍊出強壯結實的體魄，還變成射彈弓的高手。他的技術好到一秒能連射好幾顆石頭，還能從遠處把拋飛的帽子射穿。從此以後再也沒有人敢跟卡哈爾作對。

不過，他的課業方面還是一樣沒有進步，成績依舊敬陪末座。到頭來，卡哈爾始終覺得自己被迫做著一點也不想做、不願意做的事。

然而，父親卻把兒子的沒幹勁理解成別的意思。他認為兒子並沒有自己期待的才能，便逐漸放棄了卡哈爾。正好這個時期，弟弟的成績比卡哈爾更好，於是父親的期待就轉移到弟弟身上。

卡哈爾十四歲那年，父親中斷了他的學業，要他到理髮廳當學徒。卡哈爾雖然沮喪了一陣子，不過他很快就恢復精神。令人意外的是，卡哈爾很適應理髮廳的生活。因為他生來就比較適合動手。

那家店的理髮師傅有些著迷於革命思想。能得到理髮師傅的賞識固然很好，不過卡哈爾的行為舉止卻越來越危險。他厭倦了赤手空拳跟人打架，開始對火藥與槍枝產生興趣。卡哈爾自行調配火藥，將其填入自行改造的步槍裡發射出來。之後更製造大砲，發射砲彈，把附近果園的果樹轟成蜂窩。卡哈爾還曾因為改造手槍爆炸而差點失明，最後甚至跟警察起衝突。事實上，他也曾被送進拘留所好幾天。

情況演變至此，根本沒辦法再學習下去。於是，父親要他離開理髮廳，這次送他到鞋店當學徒。父親一方面是想懲罰管不動的兒子，另一方面則是認為，既然兒子不適合動腦的職業，不如讓他學個一技之長。鞋店的工作比理髮廳還要吃重，但沒想到卡哈爾在那裡同樣表現得很出色。他在很短的時間內便學會了鞋店的工作，而且才過了一年就能夠自行接單。畢竟他具備善於造物的視覺空間型特性，這樣一想就可以理解他為何學得這麼快。

已經十六歲的卡哈爾在遠離學業兩年後，終於有了學習的意願。但是他又很猶豫，不想回到以前那種填鴨式學習。此時父親的處理方式非常妥當。聽到兒子表示，只要能讓他學習設計，他願意復學重新學習，父親便答應了兒子的要求。

卡哈爾重拾學業後，起初他把所有的心力都投注在設計上。儘管他的設計受到肯定，老師也建議父親讓他從事繪畫行業，但父親並沒有聽進去。

不過，卡哈爾已不再是以前的他了，這次他並沒有自暴自棄。因為父親並未跟之前一樣不讓他畫圖，他也漸漸對其他課程感到興趣。卡哈爾著迷於鐵路與攝影，也能夠體會到文學與詩的趣味。雖然晚了一點，但他總算能夠感受到語言世界的魅力。

這種類型的人，有時候會出現這種現象。十五歲以前對唸書或閱讀完全沒興趣，但從十五歲以後的某個時期開始，便會突然發現這個領域的趣味。只要到了這個時期，他們就會萌生學習意願，而且大多突然能夠理解以前搞不懂的東西。這是因為他們的發展順序跟大家不一樣，這類人的學習時期總算來臨了。

後來，卡哈爾終於找到自己的天職。卡哈爾開始學習解剖學，並且深深為之著迷。他以素描方式將人體內的神經、血管、肌肉完美地畫下來，而且轉眼間就能記住這些構造與名稱。這位原本記性不好、曾被認定無藥可救的青年，竟然能在極短的時間內記住複雜的解剖學用語。這是因為他透過畫圖的方式學習與記憶，才能做到這種事。他終於找到了能發揮視覺空間型特性的道路。

卡哈爾老愛做出叛逆行為與不良行為的那段時期，可說是他的特性不被人理解，也完全沒能發揮的時期。之所以會發生這種不幸的狀況，是因為卡哈的發展階段與興趣，跟學校與父親的期待相左。尤其像卡哈爾這樣的孩子，他們對於具體的、實際運用到手或身體的事物感興趣的階段很長，而處理抽象事物或語言方面事物的能力，則會晚一點發展，而這正是擴大現實與期待之落差的因素。也就是說，抽象能力通常會在十歲左右開始發展，但這個類型的孩子卻要晚上五、六年，甚至更久才會發展。不過，處理感覺方面、直覺方面事物的能力卻很優秀，成年以後也多半能繼續保有小時候的感受性。

因此，如果在十歲左右教導抽象的內容，孩子就會感到挫折，而且也提不起興趣。因為孩子完全無法理解這個模糊籠統的東西到底是什麼意思。不過，只要年紀再大一點，這個類型的孩子就會對這類事物感興趣，也能逐漸培養出理解能力。雖說他們很晚才開始發展，但也不見得會永遠落後其他人，他們也有可能追過先發展的人。像卡哈爾這樣，十五歲以前不喜歡唸書，日後卻能成為獲得諾貝爾獎、舉世聞名的學者，這種情況也是有可能發生的。

若要理解與克服適應障礙，掌握當事者的發展步調，了解對方目前處於哪個階段、面臨何種課題是非常重要的。因為對某些人而言，現階段應該先把心力投注在其他事情上，不要著急，等待發展時期自然到來就好，但對某些人而言，現階段卻應該不斷給予必要的刺激。

第七章

容易在職場發生的適應障礙

本章要談的是成人最常見的適應障礙——職場上的適應障礙。

勞工罹患憂鬱症的情況可分成兩類。一種是當事者的抗壓性本來就很差，社會性技能與順應力也很弱，由於責任或負擔逐漸增加，越來越無法應付而引發適應障礙，最後演變成憂鬱症、焦慮症或身心症（心身症）。

另一種情況則是，當事者擁有超群的適應力與體力，精神與肉體看起來都很強壯，但卻陷入憂鬱狀態。周遭大多沒料到當事者會發生這種事。不過，最感到意外的人卻是當事者，他應該作夢也沒想到自己會罹患憂鬱症吧。

這種類型的人即使面臨身體和頭腦都不聽使喚的狀況，也多半不曉得自己到底發生了什麼事。因此症狀往往越來越嚴重，當事者也會不斷忍耐，裝作完全沒問題的樣子，直到周遭察覺異狀為止。也因此，當事者很容易被逼到走投無路。

像流感或病毒性肝炎這類疾病，有時反而是免疫力強、有抵抗力的人症狀比較嚴重，而且惡化速度很快。同樣的，憂鬱症有時也是抵抗力強的人症狀反而更嚴重，甚至會促使當事者結束自己的生命。

這種類型的人本來就很有行動力，因此想自殺時也大多會鐵下心付諸實行。因為他們的責任感及職場自尊很強，如果沒能完成自己的任務就會有很強烈的自責感。

在較早的階段（二十幾歲）出現問題的案例，以前者的類型居多。反之，三十幾歲、四十幾歲或是更晚才出現問題的案例，則以後者的類型居多。

罹患憂鬱症或身心症的情況，可分為幾種典型的模式，每種模式應實施的對策也都不盡相同。

因為容量超載而引發適應障礙的人

容量超載型的憂鬱或適應障礙，是因為當事者的壓力或負擔超過可處理的容量而引發的。可處理的容量會隨著疲勞或睡眠不足的累積而越來越小。因此，當壓力或負擔超過極限點時很快就會容量超載，難以自然而然恢復平衡。當事者若不盡量早點休息、擺脫壓力，就會陷入適應障礙、憂鬱或身心症的死亡螺旋。

過勞造成憂鬱的案例，絕大多數都看得到這種狀況。當事者一方面睡眠不足或休息不足，一方面又持續處於負荷過重的狀態。大部分的案例都是持續處於長時間勞動的狀態，本該休假的星期六、星期日卻不能休息也是很常見的情況。像工作本來就多到做不完，卻又經常遭人硬塞有期限的工作，最後終於被壓力壓垮就是很典型的例子。

假如只持續一、兩週，還是可以藉由分泌壓力荷爾蒙，提高大腦與身體的活動性，克服負擔增大的狀態。但是，若長期處於同樣的狀態，壓力荷爾蒙反而會開始妨礙大腦的神經細胞。如此一來，神經細胞就會逐漸萎縮、死亡。

此外，神經傳導物質也會枯竭。要是神經傳導物質本身已經用盡，無論再怎麼鞭策自己，大腦和身體也不會聽自己使喚。

過勞與睡眠不足、休息不足雙方面的負擔若是增大，通常會使容量超載的情況變得更加嚴重。要是因為疲勞導致大腦的處理能力下降，容量超載的情況就會越來越嚴重，使當事者陷入泥沼。可是就連該怎麼做才能脫離泥沼，大腦都無法思考與判斷。

要是發生容量超載，疲勞就會逐漸累積。無法消除疲勞、早上爬不起來、對工作不再像以前一樣充滿熱情與興趣，都是發生容量超載時的特徵。專注力與效率下滑、判斷力變差、覺得跟人見面很麻煩、覺得講電話很麻煩、明知道這件事非做不可卻忍不住延後處理等等，也都是重要的警訊。

在這種狀態下，與其勉強自己繼續工作，不如果斷地早點將工作告一段落，或是請個假讓精神恢復，反而能夠避免自己神經衰弱。

如果要預防容量超載型的適應障礙與憂鬱，其中一個重點就是，努力減少接收到的資訊。在大腦已經容量超載的狀態下，如果又看電視看到很晚或是上網上到很晚，資訊負荷就會越來越重，使容量超載的情況更加惡化。網路成癮者容易憂鬱，其中一個原因可能就是容量超載的情況惡化所導致。

感到有些疲勞時，應努力減少接收音樂、影像等資訊，讓大腦休息。只要趁著五分鐘左右的空檔閉目養神，發生容量超載的機率就比持續活動來得低。要好好休息，不要持續工作，只要留意這幾點，結果就會大不相同。

環境或負責的事物變更，容易造成容量超載的情況。進入新環境時，有可能因為自己在人際關係方面，以及工作或課題方面都還搞不清楚狀況，明明沒什麼大不了的事卻顧慮東顧慮西，所以跟處在熟悉的環境相比，要疲勞好幾倍。若是晉升為須負責任的職位，或是負責不熟悉的事情，在自己抓到節奏之前都很容易發生容量超載。

不過，當自己已熟悉環境或工作內容，工作也都能順利完成時，其實也很容易發生容量超載。成為中堅員工後，工作內容的質與量都會暴增，周遭也會來拜託你做事情。

工作有著「容易集中在能幹的人身上」這種性質。不管是誰，都不會想把工作委託給只能交出差勁的工作結果，或是不遵守期限的人。周遭都會仔細觀察你能否做好工作，而且「這個人應該很能幹」、「這個人應該可以用」的印象或評價很快就會傳開。於是，周遭會先把工作丟給能幹的人，直到那個人忙不過來，才會丟給下一個能用的人。

越是盡可能回應他人的期待，工作越會集中在那個人身上。即使有人沒什麼事情要做，工作也不太可能會交給不能幹的人。因為要是交給這種人，委託工作的人可能也會有負擔。反觀工作能幹的人大多具備責任感，就算有點勉強，他也會努力完成別人委託的工作。於是就形成了「越能幹的人越容易被壓垮」的惡性循環。

若要避免容量超載型的適應障礙，就得時時觀察自己的負荷量是否合理。因此必須進行嚴格的日程管理與自我管理，此外也不要抱持「總會有辦法解決」的心態隨隨便便接下工作。一點點的勉強不斷累積下去，最終會把自己逼到憂鬱的困境。就算自己陷入憂鬱狀態，甚至引發大腦萎縮，得花上好幾年才能復原，也沒有人會來照顧自己。最糟的下場就是被逼到自殺，而家人不僅生活陷入困難，還會在心中留下永遠無法抹滅的傷痛與悲慘回憶。

能否防止這種悲劇發生，關鍵在於能否不勉強自己接下工作。勉強自己接下工作，工作品質必定會下滑。中長期來看，你自身的評價到頭來也會下滑。這種行為有時也會導致致命的失敗。因此一定要管理好工作量，讓自己能夠順利完成，又不會降低品質，此外也要養成拒絕的習慣，當別人要再增加超出自己負荷的工作時，務必要清楚告訴對方「我再怎麼努力也沒辦法了」、「如果再增加工作，我就算沒得憂鬱症也會過勞死」。

另一種容易發生容量超載的典型模式是，不懂得使喚下屬，或是下屬派不上用場。也就是儘管從事管理職，自己卻只是掛著主任或股長頭銜、被迫承擔責任的可憐蟲，下屬不是敷衍了事，就是缺乏熱情與技術，最後就連理應叫下屬做的事，自己也得幫忙解決才行。就算想交給下屬去做，自己也不敢放手。或是交給下屬去做，但期限明明就快到了，工作卻完全沒有進展。而且，下屬還沒向自己報告這件事。有時面臨這種情況，就算自己的工作已經忙不過來，卻還是得熬夜做完下屬的工作。

雖然職場上確實也有真的派不上用場的下屬，不過大部分的情況都是用人方式有問題。常見的不良模式有兩種。第一種是不敢放手交給下屬去做，過度出手或出言干涉，因而削減了下屬的幹勁與責任感。這也是促使下屬辭職或憂鬱的常見原因。

另一種是對下屬的指導或管理過於寬鬆。上司期待下屬能看著自己的背影行動，因而鮮少對下屬嘮叨，想讓下屬自動自發地做事，結果下屬反而不知道自己該做什麼才好，最後搞錯方向做了沒必要做的事，或是看上司不會囉唆就偷懶，工作做得一塌糊塗。事後收拾殘局的人，正是身為上司的你。如果要避免這種情況就得時常開會，釐清分工與責任，並要下屬報告進展情況，關於必須解決的問題，則要求下屬提出具體的方法或日程，上述這些程序都是必不可缺的。

大家往往會把焦點放在職權騷擾，也就是上司的問題上，其實最近有越來越多的上司，因為下屬有問題而陷入憂鬱狀態或罹患身心症。可見平常的習慣有多重要。

自主性遭到剝奪而引發適應障礙的人

另一種會引發適應障礙或憂鬱的狀況，就是當事者遭到妨礙，無法活得像自己。由於法蘭可所提倡的「生命的意義」遭到剝奪，即使表面上能夠做得很好，內心依舊會出問題。當自己的自主性遭到侵害、自己的尊嚴受到威脅、自己重視的事物遭受侵害時，人就會失去活力而無精打采。

遇到這種狀況時，人的自然反應是反抗、憤怒，想要大喊「這太奇怪了」、「我不想做那種事」。但是考量到各種因素，心想自己不可以失去工作，又覺得激怒對方會很麻煩，因此即使滿腔怒火，臉上也要掛著諂笑迎合對方，這才是所謂成熟大人的做法。換言之就是強忍下來，壓抑自己，為了生活而忍耐，不要引起風波。

不過，就算大部分的事都可以忍耐，要是自己最重視的事物或引以自豪的事物遭到踐踏，而且連續好幾個月或好幾年都嘗到這種痛苦，當事者的心靈就會逐漸失去活力。不僅喪失積極的態度與興趣，也會覺得只要能混過上班的這段時間就好了。此外，當事者也不會想做更好的工作，或是提高自己的境界。不只工作變得無趣，公司裡的人際關係與自己的人生也變得乏味，變成只會一味要求自己忍耐。

自主性與壓力的關係也經過了實驗證實。實驗對象分成兩組，一組訂出嚴格的步驟，只能按照指示執行工作，另一組則可依自己的判斷來做事。結果發現，即使兩組的工作時間一樣長，跟自由度較高的後者相比，限制較大的前者壓力更大，容易出現過勞或身心症的症狀。

更別說持續面臨自己重視的信條，或自己重視的自尊心受到摧毀的狀況，這不只會造成強烈的壓力，一直忍耐也會使當事者生病。

若要避免侵害自主性型的適應障礙、憂鬱症或身心症，管理者與當事者都必須留意以下的重點。管理者應盡量避免侵害當事者的自主性、自尊心與步調，明確劃分必須遵守程序的部分，以及可依當事者的判斷調節的部分，並將必須遵守程序的部分降到最低。假如是操作機械，所有的步驟都應該按照厚重的說明書執行不可，但這種做法若套用在人身上，一定會引發侵害自主性型的適應障礙，甚至發展成憂鬱症或身心症。

除了告知當事者應該遵守的部分外，還要尊重本人的自主性，誇獎他的優點與努力，這是基本的策略。如果當事者沒有遵守重要的規定，或是該做的事情沒完成，應個別找來提醒、告誡對方，絕對不能讓他當眾丟臉，或是情緒化地怒罵當事者。告誡當事者時也要有禮貌，用比平常低一點的聲調，向當事者確認「我應該告訴過你要遵守這點」。此外，這時也可以表達自己對當事者的正面評價與期待。

被他人牽著走而引發適應障礙的人

比起上司或在上位者，下屬或在下位者更容易發生自主性遭到侵害的問題，不過最近更常見的情況反而是因為下屬難搞，導致上司感到強烈的壓力而引發適應障礙或憂鬱。這種類型稱為被牽著走型，也就是上司無法完全控制下屬，被下屬的言語或行動牽著鼻子走。

被牽著走型也有幾種典型的類型。其中之一就是，下屬為叛逆、愛挑釁的類型。另一種則相反，下屬為過度依賴、難以保持距離、常常公私不分的類型。叛逆、愛挑釁型的下屬，其特徵之一就是自尊心很高，會跟上司競爭。此外，這種類型的下屬常會把自己當成受害者，認為自己受到不當對待，上司要是為了一點小事而破壞關係，之後就會演變成更大的麻煩。最糟的情況還有可能因為下屬認為自己遭受職權騷擾或不當對待，而遭到意想不到的申訴或是挨告。

上司絕不能做的第一件事就是，仗著自己是上司，以權力及權勢要求下屬服從。如果真要這麼做，就得做好關鍵時刻必須切斷關係的心理準備。上司必須先做好安排與準備再強迫下屬服從，以避免予人口實。

因此，如果想維持關係、想栽培出好下屬，就絕對不能採取這種做法。一般較為理想的做法，反而是採取尊重的態度，展現願意傾聽當事者的意見或想法的態度。上司也可以試著拋出問題，看看當事者會怎麼做。不過，可別連上司自己的判斷都受到對方的影響，這點很重要。假如下屬的意見確實有道理，就該積極主動地予以肯定，或交給對方做做看。一旦把事情交給對方去做，就別囉哩囉唆干涉太多，應抱著寬大的態度在一旁觀察。這種類型的下屬，大多是在某方面非常能幹的可用之才。善加運用的話，也有可能變成優秀的左右手。

容易跟這種類型的下屬發生衝突的上司，大多為過度管理的類型，或是重視秩序與上下關係，非常想得到下屬尊敬的人。如果上司有強烈的過度管理傾向，往往會讓下屬覺得很煩，而上司看到下屬不乖乖服從也會更加焦慮。非常渴望下屬承認自己是上司的人，對於下屬的叛逆態度常常會不知所措，被下屬牽著鼻子走。因此，上司也要具備能把下屬的叛逆視為長處（例如很有活力）並予以肯定的度量。

反之，如果是過度依賴型的下屬，雖然上司能得到深厚的尊敬與信賴，卻也容易因為下屬找自己商量私生活的事、下屬對自己抱有戀愛情愫或將自己過度理想化，而逐漸被下屬牽著走。因此，若下屬是會一下子拉近距離的人，或是對自己過於尊敬，上司就要特別當心。

由於私生活的問題多過工作方面的問題，上司往往為了應付這些問題而被折騰得暈頭轉向。要是發生不符合期待的事，讓下屬感到失望的話，對方也有可能立刻翻臉，對上司充滿攻擊性或提出批評。於是，上司有可能在不知不覺間被當成天大的壞人。另外，下屬到處說壞話或誹謗上司，導致之後很難推動工作，連其他的人際關係都受到影響的情況也很常見。

若要避免被他人牽著走所造成的麻煩與壓力，重點就是要留意彼此的距離，不要太接近對方。特別是有人找你商量個人的事時，更是要當心。這種時候建議回答對方「我不是這方面的專家」、「這種個人問題我不是很清楚」，稍微保持距離比較安全。要是毫無防備地答應對方「隨時都可以找我商量喔」、「不嫌棄的話就說給我聽吧」，日後可是會倒大楣的。

跟管理職壓力和平相處的方法

管理者與經營負責人這類高階主管，他們受到的壓力不同於一般員工，而且時常侵蝕身心健康。美國自一九六〇年代起開始注意到這個問題，並進行許多研究。事實上，因為升遷使責任與負擔加重而造成危害，最後罹患憂鬱症或身心症而縮短壽命的案例不勝枚舉。

尤其是中階管理者，由於自己握有的權限有限，每次發生問題時得再向上級報告，還必須顧慮上級的意向，此外，也常常得在現場的要求或不滿與組織的利益或方針之間扮演協調者的角色，被迫陷入左右為難的糾葛狀況。這是造成壓力的一大因素。

至於層級更高的管理者與董事，一般認為他們的壓力反而會減少，不過他們也有可能因為遠離第一線而使每天的刺激變得單調，導致對工作的幹勁與熱情降低。尤其對於在技術工作中找到生存價值的人而言，升遷轉任為以事務工作為主的管理職，反而容易降低他們的興趣與熱情。

當事情平穩順利地進行時，就算自己什麼都不做，底下的人也會動手，因此自己的存在意義很容易變得稀薄。可是一旦發生麻煩的狀況，就得竭盡全力去處理。責任突然重重地壓在自己身上，擔心問題是否會造成致命傷而焦慮不安。這種危機狀況一年會發生一、兩次，而真正危險的狀況則是幾年才會發生一次。

若要避免自己在面臨危機狀況時慌張失措，平時的危機管理就顯得很重要。管理職與負責人不該遺漏任何的小警訊，要迅速處理問題，並觀察有無會發展成大問題的火種，想像最糟糕的狀況並事先做好準備。

平常實行這些措施確實會增加壓力，但跟陷入危機狀況後才慌慌張張地採取措施相比，壓力小了很多。另外，平常就實行必要的措施不僅能提高安心感，讓人不用擔心危機，還能確實盡到責任，提高工作的充實感。

不過，如果只是按照業務手冊、按照前例，貫徹安全第一主義，不只會降低工作價值，也會失去組織的發展性與未來性。除了要確實做好危機管理外，管理者與經營者應注意的另一個重點就是，不要失去靈活性。若要加強回避損害的成效，思想絕對不能僵化，必須靈活地回避風險，並且努力追求機會。

追求機會可以提升幹勁與組織的活力，讓人更容易克服壓力。如果是有意義的壓力，就算負擔有點大，人還是撐得住；反之就算壓力再小，如果不具任何意義，就會讓人覺得非常痛苦。

管理者與領導者的重要任務，就是指出組織朝向的目標，讓眾人感受到自己的勞動與努力是有意義的，讓眾人意識到吃苦是值得的。如此一來，現場工作者的壓力可以說減少了一半。管理者與領導者在發揮這種作用時，也會感受到自己的存在意義，即使責任或壓力增加了，相對來看卻可以減輕整體的壓力。

反之，就算逃避責任，減輕了眼前的負擔，如果整個單位士氣低落、人心渙散，下屬對上司的信賴與尊敬就會蕩然無存，批評與輕蔑則無所不在。可成為戰力的人才不是出走，就是做出反抗行為，最終只會使自己受到更大的壓力，不得不放棄自己的地位。

高階主管與管理者因為擁有地位與權力，其壓力表現的方式不同於一般的員工。常見的壓力徵兆有變得易怒、變得急躁、容易發飆。除此之外，還會藉由責備周遭，或是提出無理的要求來發洩壓力。他們會把自己束手無策的事歸咎於周遭，並遷怒周遭的人。另外，他們還會囉唆地不斷提起同一件事，讓周遭相當受不了。

這種狀態可以說是失去靈活性、思考僵化所引起的徵兆。尤其長期居於較高的地位，更是容易發生這種情況。這是因為他們無法克制自己。

管理者其實出乎意外地孤獨。不少人沒有地方宣洩壓力或牢騷，只好把喝酒或賭博當成宣洩管道。可是，這類具依賴性的物質或行為會使前額葉皮質的機能更加低下，讓人失去靈活性，難以克制行動或情緒，並害人判斷錯誤。如果是依賴物質，這也會導致身體出毛病，如果是依賴行為，則有可能導致經濟狀況出問題，或是破壞家庭生活。這樣一來，不僅會喪失安全堡壘，壓力也會越來越大。假如你把酒精或賭博當成避難所，奉勸你絕對要戒掉這種行為，重新將人生導回正軌。要是繼續下去，身體或心靈遲早會撐不住，這點一定要銘記在心。

靈活性是管理者與經營者必備的條件之一，但隨著地位上升，靈活性不增反降的情況卻很常見。結果就是增加了不必要的摩擦，繼而導致壓力增大。

之所以容易陷入這種惡性循環，其實跟管理者及經營者的年齡也有關係。腦動脈會在不知不覺間硬化，導致大腦僵化。

靈活性會降低，其實還有其他原因。那就是過度執著於以前的成功經驗，想不出新的點子。若要保住好不容易爬上來的地位，就得避免失敗才行，因此當事者更會避開沒有前例的事。這麼做會使下屬看不到未來，繼而導致士氣低落並產生摩擦。這些不良的影響，最終都會再度回到當事者身上。

若要保持靈活性，關鍵就在於對話與辯證法。一個人若是固執己見、自以為是，他就再也不會成長了。反之，只要敞開心胸，努力跟年輕一代對話，並且時常採納新鮮的想法與創意，就能從中創造出新事物。

第八章　容易在家庭生活發生的適應障礙

如何避免挨冷箭？

並非只有工作或職場裡的人際關係會產生壓力，源自於家庭的壓力其實也不少。舉例來說，正在養育孩子的人一刻都不能鬆懈吧，而夫妻關係雖然有著互相支持的一面，卻也有著背棄的一面。尤其隻身赴任的人、經常出差的人、經常加班或假日出勤的人，通常很少有機會跟家人相處，也鮮少參與育兒及家事，於是不知不覺間就遭家人疏遠，成了只負責賺生活費的人，而且這種案例絕非少數。

這種人一旦退休待在家裡，他與家人之間的關係就會立刻惡化，因為這個緣故而離婚的案例近來有增加的趨勢。不少男性過去辛苦工作，原以為退休後終於可以好好享受天倫之樂，沒想到妻子卻突然遞出離婚協議書。假如只有妻子這樣倒也罷了，偶爾還能看到連孩子都對父親沒有感情，把父親趕出家門的情況。

舉例來說，有名男性任職於大型建設公司，他的個性認真、責任感也很強，總是埋首於工作。泡沫經濟時期，他因為老是加班而搞壞了身體，泡沫經濟破滅導致建設業不景氣後，他就因為企業重組而被調到子公司。但是，那裡跟原本的大公司不同，不如意的事接踵而來。正好這個時候，故鄉的老父母需要人照顧。個性認真的他認為自己是長男，有責任照顧父母，所以想辭掉工作，回故鄉度過餘生並照顧雙親，於是他找妻子商量這件事。

然而，妻子卻強烈反對，表示自己一點也不想搬到鄉下過生活。孩子也支持母親，異口同聲地拒絕父親：「如果想照顧他們就自己去。」由於當初結婚時就說好將來要照顧雙親，他還以為妻子一定會同意，沒想到連孩子都反對。他也沒發現，因為自己多年來過著跟家人沒有交集的生活，他跟家人的關係早就支離破碎了。

個性耿直的他以照顧雙親的責任為優先，結果卻使他與家人之間的隔閡擴大成嚴重的對立。最後，他和妻子離婚。房子也賣掉了，家人為了這筆錢爭得你死我活，到頭來整個家四分五裂。

最近也看得到照護離婚的情況。也就是結婚多年的夫妻，在對方需要照護時提出離婚，把累積至今的不滿全爆發出來。當自己虛弱時、困擾時、需要幫助時能夠獲得幫助的安心感，亦是家人這段關係的證明。然而，就連家人或夫妻之間都漸漸不再具備這種安心與保證。

像工蜂一樣勤奮工作，一旦沒有用處就像垃圾一樣遭到拋棄，這種現象不只在企業上演，如今就連家庭也會發生這種情況。

實際上，在陷入憂鬱狀態或罹患精神方面的疾病時，確實有些人能夠得到配偶或其他家人的溫暖支持，放心地過著療養生活並慢慢恢復精神，但也有不少人是家人只會催他快點去工作，讓當事者自慚形穢，更慘的還會演變成離婚，不只沒了工作，連家庭都失去了。雖然工作與家庭是兩難的抉擇，不過連家庭與孩子都失去的人，確實會受到很大的打擊，要恢復也得花上很長的時間。

如果老是埋首於工作，卻疏於關心家庭，到了緊要關頭家人就有可能翻臉不認人。

家人之間的羈絆是長年累月的結果。如果希望家庭永遠和諧安樂，不可缺少必要的維護。就某個意義來說，維護家庭比維持收入還要重要。

同住及親戚往來造成的壓力

在大家庭一起生活的時代，不少女性都曾經遭到婆婆或小姑的欺負與折磨。儘管現在同住一個屋簷下的情況越來越少見，這種事卻沒有因此變成過去式。即使對方沒有惡意，不會故意刁難自己，跟配偶的家人往來依舊是造成壓力的常見因素。

最常見的情況有三種。第一種是，公公（岳父）或婆婆（岳母）的想法缺乏靈活性，只要是自己認為最好的做法都硬要媳婦或女婿接受，完全無視時代的變遷或個人價值觀的不同，一味地要求媳婦或女婿符合自己的想法或期待。由於在立場上無法忤逆對方，一開始媳婦或女婿都會乖乖聽話，但內心卻是悶悶不樂。這股鬱悶不斷累積下來，最後達到忍耐限度，就會造成情緒方面的問題，或是拒絕與對方往來。然而，公公（岳父）或婆婆（岳母）卻總是不明白，自己只是出於好心才提供建議，抑或只是擔心對方而已，為什麼對方非得拒絕自己不可。他們完全沒有意識到，究竟是哪裡出了問題。

無論是育兒、教育、親戚往來甚至是法事，如果當事者沒主動要求，想給予建議就必須謹慎考慮才行，以免好心變雞婆。

實際上，也有些家庭的情況嚴重到要斷絕關係的地步。若要避免這種情形就必須遵守這項原則：只在對方主動要求時才提供意見。另外，媳婦或女婿也要清楚告知公婆或岳父岳母，既然自己已經獨立並建立自己的家庭，該怎麼做自己都會好好思考，希望他們別在自己沒要求時出言干涉，並且努力獲得他們的理解。

另一種情況是，配偶的家人自尊心非常高，或是非常自我中心。從精神醫學的角度來看，這種人應該非常自戀。舉例來說，婆婆或岳母曾是千金小姐，凡事都以自己為中心，或是因為家世顯赫，認為自己的家庭是特別的，看不起來自一般家庭的人。

這種時候，來自一般家庭的媳婦或女婿會被視為次等的存在，被當成新來的佣人使喚。長輩的言詞與態度都充滿了對家世較差者的輕蔑，不斷傷害當事者的自尊心。

遇到這種情況的媳婦或女婿，大多長年被迫逆來順受。為了壓抑自己，他們會把家庭當成教導禮節的「學校」，公婆或岳父岳母則是校長或老師。

第三種情況是，被不受常識約束的人依賴或是利用。也有些人是因為不敢斷然拒絕結婚對象的兄弟姊妹或親戚，而任對方予取予求，結果對方的要求越來越過分。

依附焦慮很強、屬於依賴型的人本來就不擅長拒絕，因此很容易捲入麻煩事裡。即使婚後對方會變成親戚，面對不受常識約束的人，應該避免過從甚密，也不要隨隨便便就答應對方的要求。最好是告訴對方「我不能自己作主，得跟先生（太太）商量才行」，避免立刻答覆對方。要是想討好對方，只會累了自己。對於不合理的要求，應該養成暫時保留，不要立刻做決定的習慣。

如何讓家庭成為自己的容身之處？

要避免自己被逼到走投無路的困境，其中一個關鍵就是擁有安全堡壘。安全堡壘就是當你感到困擾或虛弱時，可以求助或安慰心靈的對象。孩提時代，父母就是你的安全堡壘。另外，你也會在成長過程中，從父母以外的對象裡找出安全堡壘。

不過，認識許多人或擁有許多朋友，未必就等於擁有安全堡壘。不少人雖然朋友很多，但交到的都是無法說真心話，僅停留在表面交往的朋友。擁有能夠無話不談，可以展現自己脆弱或不成熟一面的人際關係是很重要的。只要身邊有一個能夠無話不說的商量對象，自殺風險據說就能減少一半。若用日本的說法來解釋，重點就是要能夠向人撒嬌。只要身邊有可以撒嬌的對象，我們就比較容易克服危機或考驗。

長大成人後，我們的安全堡壘大多為配偶或夥伴。如果一起生活的配偶能成為良好的安全堡壘，我們就能努力工作，壓力也能減輕。反之，如果自己承受著工作壓力，私生活又沒有安全堡壘，壓力就會不斷累積下去。

另外，近年來晚婚與不婚的人變多，單身度過壯年期的人比例也越來越高。「以配偶為安全堡壘」這種傳統做法漸漸不適用了。在這種狀況下，如何確保安全堡壘或替代品成了新的課題。

除此之外，人際交往也漸趨淡薄，沒有朋友的人更是不在少數。屬於回避型的人越來越多。安全堡壘的型態或許也正隨著這種現象而大幅轉變。

你擁有安全堡壘嗎？或許你會以為，安全堡壘是外界給予的，自己再怎麼努力也無法改變什麼。當你年紀還小時，或許確實如此。父母能否成為你的安全堡壘，並不是取決於你，而是取決於父母的性格或狀況。

但是，長大成人之後，就不能完全歸因於其他人。因為安全堡壘要靠自己培養才能得到，就算得到了也需要好好維護。假使你很幸運，有著接受你的一切、願意愛你的夥伴，要是你一味地依賴這份幸運，久而久之就會磨光對方的感情。夥伴關係是雙向的、相互扶持的關係。假如只是單方面要求「快成為我的安全堡壘」，會讓對方感到厭惡。

既然如此，到底該怎麼做才好呢？如果希望對方成為自己的安全堡壘，你自己也必須成為對方的安全堡壘。

如何成為安全堡壘？

那麼，該怎麼做才能成為他人的安全堡壘呢？

安全堡壘的第一條件，就是不會威脅到對方的安全。而最威脅安全的就是攻擊。要是太常責備對方的過錯，或是情緒化地向對方發脾氣，這段關係就不再是「安全堡壘」。即使你自認是為了對方著想，結果也是一樣的。

因此重點就是，減少負面反應，增加正面反應。習慣做出負面反應的人，即使他七分同意對方所說的話，不認同的部分只有三分而已，他也會認為對方說的「不對」。無論對方說什麼，他都會先反駁對方「不對，你說錯了」。當別人建議他或提醒他時，則會搬出「可是」兩字開始找藉口。

「不對，你說錯了」與「可是」這種思維，會阻礙當事者的幸福或可能性。只要換個想法，結果就會截然不同。在即將脫口說出「不對，你說錯了」這句話之前，先把目光放在能夠同意的部分。

「你說得沒錯。我認為你說的完全正確。」從肯定的同意切入對話是非常重要的。

至於馬上就搬出「可是」兩字找藉口的人，也有一種改變人生的好方法。那就是「武裝解除法」。這個方法其實相當簡單，而且成效卓越。當別人說了令你不服氣的話時，不要說「可是」，只要回答「我也是這麼想」就好了。

假設別人抱怨你：「已經中午十二點了，該起床了吧！」這種時候不要回嗆對方「你很囉唆耶，假日就讓我睡個飽啦」，而是回答「我也覺得差不多該起床了」。

只要換一句回答，就能夠改變人際關係、心情、幹勁乃至於生活方式。事實上，這也是治療憂鬱症患者所用的認知行為治療的技法之一。

另一個重點是提高回應性。所謂的回應性，就是回應對方提出的要求。當對方做了什麼，自己也要有所反應。首先要關注對方正在做的事，然後跟對方一起做出反應，這是基本原則。

養育孩子時，回應性同樣非常重要。只要增加反應，與孩子之間的關係就會比較穩定。觀察擅長哄小孩的人便會發現，他們的回應很豐富，次數也很多。總之，面對小孩子時不能沉默寡言。

還有一件絕對不能忘記的事情是，回應性是指僅在對方提出要求時才回應。單方面地強迫對方接受或逼他去做他沒要求的事，不能算是回應性，這不過是支配或控制。這樣一來會使對方感到拘束，失去安全堡壘的作用。

第三個重點是提高共鳴性。所謂的共鳴性是指與他人共享心情，並站在對方的立場去感受。提高共鳴性的祕訣就是，不看結果而是看過程，努力透過言語來肯定過程。例如「你好厲害喔，這麼用功唸書」，就比「你好厲害喔，居然考了一百分」更具共鳴性。即使成績不太理想，只有六十分而已，依舊能夠使用具共鳴性的說法。這種做法不僅能使你不受結果左右，也能保護你克服逆境。

焦慮型的人應留意的重點

如同前面章節的說明，依附型態不同，抗壓性與面對壓力的方式也不一樣。若要維持穩定的戀愛關係或夫妻關係，關鍵就是要認識自己的依附型態，以及容易掉進的陷阱，每一天的生活中都要處處留意。

安全堡壘對依附型態屬於焦慮型的人來說格外重要。成年以後，安全堡壘就會從父母轉變為情人或夥伴。

某些依附焦慮很強的人，有著忍不住就會做出負面反應的習慣。明明依賴對方，卻又忍不住貶低對方。比起感謝更容易感到不滿，常常為了一點小問題就責備或攻擊對方。就算只是一點點的不滿或問題也容易反應過度，即便對方還有其他優點，也往往會全盤否定對方。

這是因為小時候的模式延續到了現在——明明很依賴母親，但只要母親未給予自己想要的安心感，就會對母親發脾氣。然而，這種行為就像是拿斧頭砍自己的腳，有可能害當事者失去願意支持自己的人。

只要意識到自己有「向周遭發洩自己的不安或壓力」這種負面的反應模式，並減少這種反應，增加正面的反應，然後努力保持寬容的態度，接納、包容對方的缺點，人際關係與夥伴關係也會更加穩定。

逃避型的人應留意的重點

對依附型態屬於逃避型的人而言，只要身邊有一、兩個人能跟自己談論有興趣的話題就足夠了。親密關係或家人關係，對這種類型的人來說反而是沉重的負擔。因此他們對於家族聚餐、家族旅行之類的事通常很消極，覺得很麻煩。反觀安定型的人對於這種事能打從心底樂在其中，兩者有著天壤之別。

逃避型的人不會依賴他人，當他人有困擾時也漠不關心。這種態度容易被視為冷漠，因而招致孤立。

他們對配偶也是一樣的態度。配偶若是逃避型的人，另一半往往會覺得自己受到冷落，從而感到壓力。這筆帳另一半遲早會向當事者討回來。逃避型的人會在不知不覺間，踏上遭配偶拋棄的道路。

人際關係是互相的。要是疏於維持，疏忽的部分一定會反過來影響自己。等到安全堡壘再也不是安全堡壘，反而變成危險場所時才發現的話，一切都為時已晚了。

若想得到良好的工作成果，同樣需要維持良好的安全堡壘，並獲得安全堡壘的支持。要維持安全堡壘，同樣不可以疏於維護。如果希望夥伴成為你的安全堡壘，你也要努力成為夥伴的安全堡壘，這點很重要。

逃避型的人通常缺乏回應性，容易讓他人感到不滿意，覺得當事者對自己不感興趣。因此，這種類型的人需要努力增加回應。表情豐富一點，並增加非言語的反應，同樣有助於提高回應性。

第九章　避免沮喪的思考方法

如何避免心靈受挫？

大家都說現代是個充滿壓力的社會。無論哪個職場，罹患憂鬱症的人都多得可怕。無論是大企業與中小企業的員工還是公務員，大家都一樣有機會罹患憂鬱症，就連研究者也不例外。因此若想交出成果，除了要具備工作方面的技術外，保持心情穩定的技術也同樣重要。

最後兩章就來談談如何跟壓力相處，以及如何克服適應上的考驗與逆境。

從前大眾並不認為這類問題屬於醫學領域。大家總是輕忽這類問題，認為這種事只能在累積人生經驗的過程中自行摸索與學習。

但是，處理問題的技術與能力是影響當事者能否適應、會不會生病的關鍵，如此想來，單靠「自行摸索與學習」是不夠的。除此之外，也有必要從醫學角度來研究這個部分。

於是，因應技巧（Coping Skill）開始受到重視與採用，提升因應技巧也被視為預防生病、恢復社會適應能力所不可或缺的程序。

因應技巧包含廣泛的能力與技術，這裡就分成被動因應與主動因應兩大類來討論。所謂的被動因應就是發生會造成壓力的事時，不去碰觸及解決問題，而是以適當的看法（認知）來面對這件事，藉此減輕壓力。例如左耳進右耳出，或是不放在心上，這是你我都容易辦到的被動因應。凡事往好處想，不要往壞處想，也是一種被動的因應方法。至於醫學上的治療方法當中，認知療法就是屬於被動因應。

反觀主動因應則是實際展開行動，處理造成壓力的事情或動員周遭來解決問題，藉此減輕壓力。清楚表達自己的主張或想法是一種重要的主動因應方法，找人商量或向專家求助，同樣是主動的因應方法。

而至於醫學上與心理學上的方法，則有焦點解決治療（Solution Focused Approach）與動機式晤談（Motivational Interviewing）這類促進主動因應的技法，以及社交技巧訓練、自我肯定訓練這類以提高主動因應技巧為目的展開的訓練。

雖然兩者都很重要，不過視情況靈活運用兩者也有其必要。有些情況比較適合使用被動的因應方法，有些情況則比較適合使用主動的因應方法。

若從不浪費精力的觀點來看，可以採取「不怎麼重要的事就用被動因應來處理，重要的事則立刻用主動因應來處理」這項基本方針，像這樣區分事情的輕重緩急。只要以「忽略問題或展開行動」的觀點來檢視狀況，處理起來就會比較輕鬆。最重要的是，要記得迅速展開強而有效的行動。

筆者會在第九章介紹提升被動因應能力的方法，第十章則介紹焦點解決治療與動機式晤談這兩種促進主動因應的方法。

沒有比自尊心受創更令人難受的事

人生在世難免會遇到問題與麻煩。尤其像最近這樣，日子變得不好過，大家自顧不暇，沒有餘力去管別人，就很容易發生不合理的事或沒神經的事。但是，就算怨嘆不幸或不合理、責備周遭的人或自己，也只會讓傷口擴大而已。重要的是，該如何看待、如何處理發生的事。

該怎麼看待、怎麼克服不愉快的事，才能避免心靈受挫呢？本節就來看看，心靈受挫的常見原因之一——自尊心受創的狀況。

就算工作有些吃緊、就算薪水很低，人也不太可能因此而心靈受挫。不過，要是自己的努力或重視的信念遭到否定，人就會灰心喪志。這是因為自尊心受創了。人的自尊心非常經不起傷害。就算其他的事都可以忍耐，一旦自己重視的事物遭到否定，心靈就會大受打擊而瀕臨崩潰，有時甚至會被逼到走投無路而選擇死亡。

以前有位優秀的心臟外科醫師，他個性認真，還有著捨己為人的情操，開刀技術更是一流。不過，再厲害的名醫也無法救回每一條生命。有名患者在動完手術之後死亡，這位醫師並沒有疏失，但家屬卻無法接受這件事，於是控告這位醫師。這位心臟外科醫師的自尊心本來就比一般人還高，不但被迫站上被告席，自己的醫療行為還遭人說長論短，這對他來說是一種屈辱。最後，這位醫師選擇結束自己的生命。

越是重視的事物，當它遭到踐踏時，內心受到的打擊也越大。該怎麼做，才能避免自己在這種時候被逼上絕路呢？

此時重要的是，自尊心從何而來。如果自尊心來自於討好他人，或是得到他人的肯定，當自己沒得到肯定時，自尊心就會崩解。另外，若自尊心來自於完美的結果，那麼，一旦結果不如預期時，自尊心就會面臨危機。

那麼，如何才能擁有不畏壓力與逆境的自尊心呢？那就是對自己所相信的最妥善行動引以自豪。他人的評價與事情的結果會受到各種因素影響，反觀自認為最妥善的行動則取決於自己的信念與努力，不受其他因素影響。就算他人給予負面的評價、就算結果不盡理想，只要能對自己的信念與努力引以自豪，就可以抬頭挺胸地說自己已經盡力了。

周遭如何看待自己的行動、最終結果會如何，都是無法單憑自己的力量與努力控制的。而且兩者也會受到各種偶發因素影響。這是任何人都無法掌控的事。就算遭到上司或顧客不合理的責難，或是付出努力卻沒有收穫，希望你也能挺起胸膛，告訴自己「我已經做了自己認為最妥善的事」。

對自己的努力引以自豪

接著來看更貼近你我的狀況吧。例如，在接待顧客之類的場面遭到謾罵，或是遭到刁難，這些都是最近很常發生的情況。

有位女性原本在大型服飾製造商擔任銷售主管，由於她太過勉強自己，結果就因病辭職了。恢復健康以後，這次她轉行從事電子辭典的促銷工作。因為她介紹得很詳細，待客態度也很好，所以業績穩定地成長，但有個問題卻令她煩惱不已，那就是某位只問不買的有點年紀的顧客。這位顧客明明不想買卻一直提問，最後甚至問起她的私事，還碰觸她的身體。顧慮到對方是客人，她既不能尖叫，也不能向別人求助。一想到自己遭遇這種事卻還得工作不可，她就覺得自己很悲慘。身為銷售專家的自尊心使她更加地痛苦。

本例中的女性抱持著「顧客至上」的信念，注重他人的評價。因此，她才會相當堅持「不可以激怒顧客」。不過，既然顧客做出不當的行為，她當然可以大喊：「請你停止這種性騷擾舉動！」如果她能不在乎他人的評價，對自己所相信的最妥善行動引以自豪的話，她的處理方式應該就會不一樣。這位女性在之前的職場也是因為太在乎他人的評價，總是壓抑自己的行動才會造成壓力。

若要採取自認為最妥善的行動，平時就該養成自行判斷、自主行動的習慣。

換言之，就是採取不受周遭的評價或結果影響的生活方式。這麼做不只能保護自己避免心靈受挫，也能幫助自己恢復本來的生活方式，活得更像自己。

即使失敗也不會退縮的思考習慣

若想減輕壓力、避免陷入憂鬱狀態，另一個要注意的重點就是，不要陷入完美主義。奉行完美主義或具備非全有即全無的二分法思維，是導致憂鬱、自殺的風險因素之一。所謂的二分法思維是指，全好的完美狀態為一百分，但只要有一點點缺陷，就視為全壞的不完美狀態，只給零分的認知模式。由於凡事都要求完美，這樣不僅會造成很大的負擔，而且只要發生一點小失誤或小意外，就會覺得一切都付諸流水而感到沮喪。

二分法式的簡化思維，認為凡事只有善或惡、真或假這兩個極端，兩極之間並無灰色地帶。然而現實中並沒有完全的善與完全的惡。至於真假的問題也只存在於純粹科學這個非現實的想像世界裡，現實中幾乎找不到普遍的真理。

如果具備非全有即全無的思維，思考必定會走向極端。極端的想法與做法大多有害無益。凡事恰如其分最好。我們若要避免不幸，就不能陷入非全有即全無的思維，要以恰如其分為目標，這點很重要。

降低期待值

我們應該怎麼做，才能達到恰如其分這個目標呢？第一種方法就是不要執著於一百分，只要有五十分左右就該滿意，要珍惜五十分就能感受到的喜悅。換句話說，就是降低期待值。當自己的期待值與現實有所落差時，人就會感到挫折。即使面臨同樣的現實，期待值越高，失望與壓力也越大。

事實上，完美主義者很容易發生適應障礙或陷入憂鬱狀態。如果總是以一百分為目標，就算得到九十分，依舊只能算是不滿意的結果。尊重需求太強，總是希望自己被他人所愛、被他人認同的人，只要遭受一點責難就會非常焦慮不安。這同樣會妨礙適應。

不要執著於一百分，只要有五十分就心滿意足。不要期待他人的肯定，應該認為既然有人肯定自己，當然也有人不肯定自己。其實，越優秀的人越容易樹大招風，也越常遭人中傷。我們只要把中傷當成存在感的證明就好。

跟夥伴之間的關係也是如此，如果追求百分之百，就會因為夥伴滿是缺點而嫌棄對方，假如只要達到百分之五十就滿意的話，當對方達到百分之六十時你就會非常滿意。

找出優點

降低期待值，說得更積極一點就是找出優點。亦即去看事物的優點，而不看缺點。要養成習慣，以「任何壞事一定都有好的一面」的觀點來看待事物。筆者認為這就是幸福的祕訣。

這種做法不只能避免自尊心受創，還有助於避開所有的逆境。這也是自我否定傾向強烈、不斷自殺或自殘的邊緣型人格障礙治療策略的主幹。即使發生再糟糕的壞事，也要用「一定還有好的一面」這種達觀的觀點來看待狀況。

縱使像前述的心臟外科醫師一樣，碰上挨告這種最糟糕的情況，如果具備這種觀點的話，就會有所不同吧！認為自己應該能從這段經驗中學到什麼、透過這段經驗可以帶來自我鍛鍊，或是反過來清楚表明自己的信念，也可以讓信念更加堅定，如此一來，就能保持正向的心境了。

遭到上司或顧客的責備或刁難，或是付出努力卻沒有收穫等情況，也可以使用同樣的看法。即便乍看之下只是一件壞事，當中必定有著「可從這段經驗中學習，讓自己進步成長」這層正面的意義。

這種辦法，對於有完美主義傾向的人特別有效。若要避免自己在事情進展不順利時，把自己逼到精神緊繃的話，就該拋開「沒達到一百分的話就跟零分沒兩樣」的完美主義，抱著「就算只有二十分也比零分好」的想法，堅韌地活下去。

用幽默克服逆境的契訶夫

眾所周知，留下《櫻桃園》（The Cherry Orchard）等多部不朽傑作的作家安東．契訶夫（Anton Chekhov），年輕的時候曾遭遇很大的困境，但是他卻不以為意，成功克服了困境。當時做雜貨生意的父親破產，揭開了悲劇的序幕。父親趁夜逃走，母親和年幼的手足也跟著父親躲債。只有年僅十六歲的少年契訶夫，一個人留在被當成抵債品、落入他人手中的房子裡。

他不得不依賴周遭人的慈悲，以及從事家庭教師的工作來養活自己。不僅如此，當他得知逃到莫斯科的雙親與手足為貧窮所苦時，還從自己僅有的一點收入擠出錢來救濟家人。他之所以開始寫短篇小說也是為了補貼生活費，才會投稿到雜誌賺取稿費。

即使生活如此困苦，契訶夫也沒有絕望、變得卑躬屈膝。這段經驗反而培養並磨練出契訶夫的一流思想：無論處在何種狀況，明白自己的價值、帶著尊嚴活下去才是最重要的。不管面臨何種考驗，契訶夫都沒忘記笑容與幽默，總是從有趣的角度看待考驗。這種境界也可說是法蘭可所提倡的「態度的價值」。

克服喪失所帶來的悲傷

人具備依附性這件事本身，就是引發適應障礙的原因之一。離開熟悉且親近的人或環境，進入新的環境時，人會在不知不覺間受到很大的壓力。對喜歡追求新奇事物的人而言，這種情況不僅不會造成壓力，反而還有煥然一新的效果，但是對傾向執著現狀的人而言，這卻是一段失去心愛之物的體驗，會帶給他痛苦與悲傷。

這種失去依附對象的體驗，亦即喪失經驗，也是導致憂鬱的主要原因之一。舉例來說，有些人會在結婚移居之後陷入憂鬱狀態。本該幸福的生活，卻變成令人痛苦的日子。有些人甚至沒意識到原因出在哪裡。直到憂鬱情況好轉到某個程度，回頭檢視發生在自己身上的事時，才發現引發憂鬱的導火線，原來是失去之前熟悉的生活。

如果沒意識到失去依附對象的悲傷，並且一直壓抑的話，這股悲傷就會產生最有害的作用。因此，自己要先意識到這股悲傷。然後，不要忍下這股悲傷，應該透過言語或行動盡情表現出來。換句話說，就是需要執行「悲傷工作（Grief Work）」。

此外，擁有下一個生存價值或目標，並朝著目標行動也很重要。就跟腳踏車的原理一樣，活動的期間能保持穩定，但只要停下來就會搖搖晃晃，最後很容易就會倒下來。

建築師法蘭克・洛伊・萊特（Frank Lloyd Wright）在四十七歲那年，遭遇了慘烈的悲劇。住宅遭佣人縱火，妻子與孩子也遭受牽連命喪火窟。當時他就是靠著埋首於工作，來克服這段痛苦的時期。

請各位讀者回想一下，法蘭可在集中營失去妻子與雙親，以及過往人生的一切時，他是如何克服這個困境的。他認為這份苦惱帶來了嶄新的意義，縱使是這麼大的打擊也有其意義在。

訓練自己切換思考

若想提高抗壓性，還要注意一個重點，那就是要善於切換思考。發生適應障礙、陷入憂鬱狀態時，當事者正被讓自己感到挫敗的問題，或降臨在自己身上的難題困住。當事者會不斷想著這件事，無法切換思考讓自己放鬆。他人說的話或心理衝擊一直在腦中揮之不去，話語或情境會不斷在腦中重播。

容易陷入這種反芻思考的人，也很容易陷入憂鬱狀態。因此，平常就要養成避免反芻思考的習慣，也要知道陷入反芻思考時的切換方法，這點很重要。

首先要注意的是，平常就要訓練自己切換思考。活動身體或是換一個場所，都是簡單卻有效的切換方法。例如離開職場，回到家裡，就是一種簡單的切換方法。若要順利切換思考，最好花三十分鐘以上的時間活動或移動。你也可以在這段期間，做自己平時習慣做的事（例如聽音樂、閱讀、查看資訊），不過冥想或小睡片刻的切換效果更佳。

如果自家與職場的距離很近，可以刻意徒步或騎腳踏車上下班，這樣不僅能多花一段時間，還可以運動到身體，幫助你順利切換。

另一種方法則是，培養不陷入反芻思考的思考習慣。當自己又思考同一件事時，你可以這麼問自己：

「思考這種事有什麼幫助嗎？有什麼好處嗎？能夠改變結果嗎？」

如果有助於交出好結果，那就可以儘管去想。不過，如果沒有幫助，你就要告訴自己：「既然想了也沒用，不會有任何改變的話，那就別再想了。」然後，把所想的事拋到腦後。你可以大大地吐一口氣，也可以甩甩頭，藉著這類儀式促進切換。你也可以大喊「STOP」，或是拿橡皮筋彈自己。

上述這些方法，是認知行為治療中的思考中斷法與延伸出來的變化。

你可以活得更自由

即使絞盡腦汁想盡辦法適應，有些環境就是不適合當事者。像是價值觀、嗜好、生活方式等等，越是想要配合就越會感到勉強。即使表面上能夠配合，內心也會殘留難以言喻的不協調感或疙瘩，而且會不斷累積下去。忍耐得越久受到的損害越大，以後要重來一遍可能就會很吃力。年輕的時候還可以重來，但要是一直忍耐到上了年紀，就有可能再也無法重新來過。

年輕的時候別把自己侷限在某一種可能性，嘗試看看其他的可能性也十分重要。在這層意義上，自己都已經發生適應障礙而無法動彈，卻仍勉強自己繼續待在這個環境裡，未必稱得上是明智的做法。雖然很多人是為了生活、收入或是面子，而不得不緊抓著不適合的東西不放，不過自己一定要仔細辨別，這個東西真的不適合自己嗎？抑或只是因為枝微末節的問題而受挫？對本質的部分是否存有熱情？這點很重要。

新島襄的例子

奠定同志社的基礎，為日本教育揭開嶄新一頁的新島襄，也曾有一段時間為疑似適應障礙的症狀所苦。

新島襄的乳名為七五三太，關於這個名字的由來，據說是因為母親連續生了四個女兒，幾乎快放棄抱孫子的祖父，在得知第五個孩子是男嬰後大叫：「好極了！」（譯註：日文的「七五三太」音同「好極了」）。另有一說，因為他是在掛著七五三繩（譯註：一種用稻草製成的繩子，日本人會在新年期間把繩子掛在門口驅邪，神社之類的地方也會使用這種繩子來區隔人界與神界）的正月出生，故以此為名。無論真相為何，排行老五的新島可是好不容易才誕生的、眾所期盼的男孩，因此雙親與祖父都格外疼愛他。新島那種話一說出口就不聽別人勸、固執己見且一意孤行的個性，應該與嬰幼兒時期的生長環境有關。

新島的父親在安中藩（位在現日本群馬縣西北部的小藩）擔任書記官，不僅俸祿少，家世也是住在江戶的藩士當中最差的。不過，祖父頗受家老（譯註：江戶時代協助藩主治理藩政的重臣）賞識，母親又曾在家老的家中幫傭，因為這層關係，家老也把新島當成自己的孩子般疼愛。

生長在這種環境的新島，後來成長為好奇心旺盛、我行我素的年輕人。只要他想做某件事，不管對方是父母還是大人物，他都一樣堅持己見、一意孤行。當時是封建時代，雙親就不用說了，頂撞大人物更是超乎常識的行為。然而，這名青年真的幹了這種事。

事情發生在新島被派去擔任藩主護衛的期間。新島覺得這份工作無聊透了，經常蹺班偷偷跑去蘭學塾上課。結果很倒楣的是，某天藩主臨時要外出，於是新島蹺班的事就被藩主發現了。藩主親自把新島訓了一頓，當時他沒有辯解，只是默默挨罵。通常遇到這種事，應該就會心生畏懼而乖乖工作。可是，新島卻不一樣，他依舊蹺班去蘭學塾上課。

重點是，他是在值勤時間溜出去。而且安中藩是德川譜代藩（譯註：關原之戰以前代代服侍德川家的家臣所統治的藩），藩主又很討厭西洋的學問。新島沒發現自己遭到監視，某天想蹺班時又被逮到，並且再度被帶到藩主的面前。新島蹺班溜出去已經不只一、兩次了，這回可無法輕易了事。就算當場被砍死也不能不服。

通常為了保身，一般人都會為自己的所有過錯道歉，並且發誓服從。可是，新島非但沒有道歉，還向藩主表達自己的想法，甚至跟不肯接受自身想法的藩主吵了起來。新島不斷地強調蘭學的必要性，可惜這場爭論最後依舊沒有交集。不過，雖然新島的頑固讓藩主看傻了眼，但或許是感受到他的熱忱吧，藩主並沒有特別刁難他。事後新島依舊做著護衛的工作，不過後來在家老的安排下，他總算能夠擺脫這項職務。

本來新島還歡天喜地想著，這下子可以自由自在地做學問了，沒想到卻事與願違。這次換父親把他帶到官署實習，好接替自己的工作。父親這麼做，是在替兒子的將來著想吧。但對新島而言，這卻是令人困擾的好意。

不過，由於之前老是讓父母操心，這次新島就不敢固執己見了。他應該是難以違背父親的期待吧。

無可奈何之下，新島只好聽從父親的要求幫忙文書工作，但原本活力充沛的新島卻從這時起陸續出現異狀。他的身體和心情都很沉重，早上爬不起來，也懶得跟人見面，身體更是使不上力。勉強出門工作，卻感到頭痛與頭暈，結果完全沒辦法處理工作。最後甚至發燒，真的臥病在床。雖然醫師開了藥之後，燒是退了，但倦怠感與沉悶的心情卻完全沒有好轉。醫師似乎也發現，這名青年的症狀屬於心因性疾病。

幸好，父親與祖父都領悟到，孩子之所以會生病，都要怪自己強迫孩子去做他不願意做的事。於是，他們答應新島辭掉工作，還給他零用錢，要他好好放鬆休息一陣子。要說他們寵孩子或許確實如此，不過這種做法最終拯救了新島。人在虛弱的時候，嚴厲的對待反而會讓情況更加惡化。父親與祖父採取的做法是正確的。

能夠自由自在地生活後，新島再度跑去蘭學塾上課。結果，他很快就恢復了精神，頭痛與頭暈的症狀也消失了。

新島的症狀在環境壓力解除後就立刻減輕，從這點來看可算是典型的適應障礙，不過要是他到今日的診所看診，或許會被診斷為「憂鬱」。新島的憂鬱，除了主觀的心情低落外，還出現身體症狀與精神症狀（身體與頭腦都變得遲鈍），因此可以歸類為重鬱症吧。

不過，做工作以外的事時或是做自己喜歡的事時，新島的憂鬱就完全好轉，從這點來看，應該也可以診斷為近年來年輕人常有的「新型憂鬱症」吧。如同前述，新型憂鬱症大多屬於適應障礙。

另外，看法比較透徹的人，或許會認為新島的憂鬱是以早上爬不起來的形式表現出來。抑鬱型憂鬱症的特徵就是，患者會因為早醒型失眠等緣故而睡不著。反之，患者會嗜睡的類型則有非典型憂鬱症與季節性憂鬱症。除此之外，雙極性障礙（躁鬱症）患者一旦陷入憂鬱狀態，也大多會出現嗜睡症狀。這些類型的憂鬱症也常會出現身體沉重、使不上力的症狀。

不過這些類型的憂鬱症，通常都是週期性地反覆陷入憂鬱狀態。但是，新島後來似乎並未反覆出現同樣的症狀。由此看來，新島的症狀就是適應障礙沒錯。

順帶一提，新型憂鬱症根本就不新，早在江戶時代就出現了吧。

該就此放棄，還是堅持下去？

新島克服適應障礙的方式，也很清楚地顯示出適應障礙的本質，以及其中一項克服障礙的關鍵。那就是，如果一直忍耐並持續做著不適合自己的事，心靈或身體就會反抗、作亂。身心反抗的初期階段，可稱之為適應障礙。身心會以疾病的形式發出SOS求救訊號。如果忽視這項警訊，持續做著不適合自己的事，症狀就會越來越嚴重，最後真的生病了。

很多時候，認真面對這項警訊、不要抗拒，才是解決問題的捷徑。

也就是說，我行我素對自己是比較好的。如果壓抑自己一直忍耐，只會在泥沼裡越陷越深，無法自拔。

明明長期處於完全無法動彈的狀態，卻仍為了周遭的期待或面子而堅持待在那個環境裡，這種行為只會給人生造成損失。乾乾脆脆地放棄，接受下一個挑戰也是很重要的一件事。

也有不少人猶豫著該在何時放棄。這種時候，訂出期限慢慢思考，也不失為一個辦法。例如再努力半年看看，或是撐完這個年度。假如情況依舊沒有改善，越來越覺得這個環境不適合自己，那就爽快地放棄，然後去挑戰其他的環境吧。

只要能夠這麼想，你就不會認為眼前的痛苦將永遠持續下去，也比較能夠轉換心情，先從目前辦得到的事情做起。

舉個極端的例子，作家赫爾曼・赫塞（Hermann Hesse）一直有尋死的念頭，並為此煩惱不已。除了被工作追著跑，前妻的病與兒子的金錢問題、與現任妻子的不穩定關係、他人對小說的誹謗等各種問題，一再令赫塞感到絕望，並萌生以自殺來逃離這些痛苦的衝動。

當時，四十幾歲的赫塞用來穩定精神的方法就是：先活到五十歲看看吧。假如活到五十歲之後，還是認為活得很痛苦、很想死的話，那就允許自己結束生命。「這份痛苦並不會無止境地持續下去」的想法，令赫塞的心情輕鬆不少，也讓不穩定的情緒安定下來。最後，赫塞平安地迎接五十歲生日，此時的他已沒有尋死的念頭了。

第十章　克服糾葛與考驗

煩惱有兩種意思

人生在世總是免不了煩惱。不過，所謂的煩惱到底是什麼呢？重新仔細思考這個問題，便會發現煩惱分為兩個層面。

第一個層面是，煩惱即為糾葛。有些時候，雖然自己很想這麼做，但這麼做會遭遇很大的困難，或是必須付出代價，因而難以下定決心去實行。有些時候，連自己都不曉得到底想選擇哪一個。有些時候，則是想持續某件事的念頭，與想停止某件事重新開始的念頭在心中拔河。

換句話說，所謂的煩惱就是難以決斷。想做決定卻決定不了，在兩個念頭之間搖擺不定。這可說是痛苦的真正來源。

煩惱還有另一個層面，那就是問題無法解決。如果問題輕而易舉就能解決，人就不會煩惱了。有些人想要解決問題，卻認為自己沒有能力解決。無法解決的問題會變成沉重的負擔，一直壓在心上。有些時候，人還可能會逃避問題不去面對。因為再怎麼想也無法解決問題，最後就乾脆逃避思考了。可是，問題並沒有因此解決，尚未解決的問題會變成疙瘩，盤踞在心中的某個角落。換句話說，煩惱其實就是懸而未決的問題。

這兩種層面在克服煩惱與困難這項議題上，其實是相當重要的立足點。若從糾葛這一面來探討煩惱，就能夠克服煩惱；若從懸而未決的問題這一面來探討煩惱，就能夠克服困難。兩者都是非常實用的方法。

本章帶大家學習兩種具代表性的手法，它們將有助於許多人跨越他們所面臨的困難與糾葛。

該如何處理相反的情感？

我們先從如何克服糾葛這一面的煩惱看起。

困在煩惱裡時，人正處於無法做決定、動彈不得的狀態。也就是陷入僵局，不知道該選這個還是那個，不知道該怎麼做才好。

令人難以做出決定、打亂步調的重要因素之一就是情感上的矛盾。所謂的矛盾，是指同時擁有兩種相反的情感。會在愛妻子（丈夫）與迷戀情婦（情夫）這兩種相反的情感之間搖擺不定的，只有人類這種矛盾的生物。矛盾心態雖然編織了人生的布匹，但卻滿是名為苦惱的花樣。

矛盾是人天生就有的心態，潛藏在許多苦惱與精神問題的背後。

人在煩惱時會陷入難以抉擇、一顆心四分五裂的狀態，也就是所謂的矛盾糾葛。舉例來說，在威廉·莎士比亞（William Shakespeare）的著名劇作《王子復仇記》中，主角哈姆雷特（Hamlet）苦惱著：「是該尋活，還是尋死，這正是問題所在。」更正確地說，令他苦惱的是，自己是該向殺死父親、跟母親結婚的叔叔報仇，還是該逃避這樣的現實。

在著名的美國小說《飄》（Gone with the Wind）當中，女主角郝思嘉（Scarlett O'Hara）不明白自己愛的，究竟是充滿魅力卻又危險的花花公子白瑞德（Rhett Butler），還是斯文又誠實的衛希禮（Ashley Wilkes），因而煩惱不已。最後她選擇跟白瑞德結婚，但不久她就為自己的選擇感到後悔。其實郝思嘉的內心深處，一直都愛著衛希禮，只是她搞不清楚自己的心情。

為什麼郝思嘉未能得出正確的結論呢？這是因為，她愛白瑞德的某個部分，同時也愛衛希禮的某個部分。她覺得白瑞德的勇敢與行動力很有魅力，但又討厭他的傲慢與自私。另一方面，她喜歡衛希禮的親切與無私，但又討厭他的膽小以及如女人般軟弱。兩名男性各有優點與缺點。要選擇誰當自己的伴侶，確實是個惱人的問題。這同樣可算是矛盾糾葛的問題。

矛盾糾葛可見於各種狀況。例如為進路或職涯的選擇煩惱時、酒精成癮者或柏青哥成癮者煩惱是否該放棄自己的樂趣時、煩惱該選擇何種方法或方針才能獲得良好的工作成果時，都看得到矛盾糾葛。這不只是每個人的人生中都會面臨的實際問題，在心理學與哲學上也是很重要的問題。

大部分的人都有某種矛盾糾葛，而這會使此人的決斷力與行動力變得遲鈍。正確掌握自己內心的矛盾糾葛，能幫助自己做出更犀利的決斷或行動。

首先，請你試著面對自己的內在糾葛。請你試著回想現在或過去，自己所面臨的問題或糾纏。你也可以想一想周遭人的煩惱。只要在閱讀以下內容的同時，意識著這些問題或煩惱，相信它們都會是很好的參考。

當然，克服矛盾糾葛的方法不只一種。本書則從眾多方法當中，挑選一種有效性高的方法來介紹。那就是精神醫學的方法——動機式晤談。

這個方法是基於下述的觀察事實：人只要困在矛盾糾葛裡，就會陷入憂鬱狀態、失去自信與精力，不知該如何是好。因此只要消除矛盾糾葛，就能恢復充滿自信、活力十足的狀態。

那麼該怎麼做，才能解除矛盾的心理狀態呢？

順利做出決定的方法

動機式晤談主要是依據兩個原理。

第一個原理是，當人處於矛盾的狀態時，採取其中一方，必定會引起消解另一方的反作用。

舉例來說，請你試著想像一下，有位男性對自己的能力失去信心，因而不敢去公司上班。假如這個人的太太對他說：「去公司上班是你的義務。」結果會怎麼樣呢？

這位男性應該也很清楚，自己必須去公司上班，因為這是他的義務。可是，他就是不敢去。換句話說，他陷入了矛盾糾葛。如果勸他去公司上班，有可能會使他覺得「都怪自己懶惰才會遭到責備」，並且更加認為自己是沒用的人而益發沮喪。

當人處於矛盾狀態時，若是勉強將當事者推往我們所期待的方向，反而會迫使他做出完全相反的反應。

更糟的做法是，當事者都已經表明「上班好痛苦」、「想要辭職」，妻子卻斥責他：「你在說什麼鬼話，工作是天經地義的事。不上班要怎麼過活？」要是說出這種話，這位男性應該會後悔講出真心話，並絕望地認為沒有人了解自己的痛苦。如此一來，他的精神就會被逼得更加緊繃，甚至有可能考慮離開這個世界讓自己解脫。這種做法絕對不會提高他的幹勁。

跑業務與銷售商品也可說是一樣的情況。二流的銷售員是要顧客購買，相反的，一流的銷售員是讓顧客想買。因為後者知道，越是要猶豫不決的顧客購買，越會加強顧客不想購買的念頭，所以他們不會強迫推銷。就算靠著強迫推銷讓顧客買下商品，事後也多半會出問題。例如在最後一刻取消，或是發生糾紛等等，都是很常見的情況。

因此，面對矛盾狀態時，第一個重點就是要保持中立。應如實看待矛盾的情感，不要支持其中一方的立場。

除此之外，他人不該干預決斷，做決定的人是當事者。不過，如果只是兩手一攤，要求當事者「這是你的問題，自己去想」，對當事者是沒什麼幫助的。若想脫離矛盾狀態，做出堅定的決斷，不僅需要來自中立立場的支援，當事者也需要釐清自己的想法。

因此首先要做的就是，如實看待互相矛盾的心情或想法。不少人在面對這種狀態時，會支持符合自身價值觀的選項，並且勸當事者選擇那一邊。另外，也有人會針對想法矛盾一事責備當事者：「你說的話不是很矛盾嗎？跟剛才講的完全不一樣啊？」

不過，這也是愚蠢的行為。因為，當事者就是想法互相矛盾才會煩惱。人會自相矛盾是很正常的事。在不知該選擇何者，必須勉強做出抉擇的時候，萌生矛盾的心情或想法是再正常不過的事。如果以不認同矛盾的態度來處理，當事者就會壓抑內心的糾葛，在迷惘尚未消除的狀態下進入下一個階段，如此一來之後就有可能必須推翻前面的過程。這樣損失反而更大。

因此，要先認真傾聽當事者的話，如實看待當事者的心情，這點很重要。絕對不能批評或否定當事者。

此時應注意的另一個重點就是共鳴。共鳴有著非常強大的力量。強迫當事者，不只無法改變他，反而還會讓他抗拒改變。反之，如果引發共鳴的話，當事者的心中往往會萌生新的變化。這是因為之前遭到封鎖的力量得以活化。某項研究指出，能夠透過談話得到多少動力，取決於聆聽者表現出幾分的共鳴。即使說話者單方面提供再多的建議，如果他不接受當事者的心情、沒表現出共鳴，就不會有任何成效。因此首先需要的就是，讓當事者開口說給我們聽，而不是我們說給當事者聽。傾聽當事者說的話時，要盡量表現出共鳴。

反映式傾聽（Reflective Listening），是一般人也能馬上應用的共鳴式傾聽技巧。所謂的反映，就是如鏡子反射般映現對方所說的話。這個方法是由三大技法構成的。

第一種技法稱為回響（Echoing），就是用表情或肢體動作，回應說話者所說的內容。如果聽者以這種方式聆聽，說話者就像是站在音響效果很好的舞臺上唱歌一般，能夠愉快地說話，也比較容易深入話題。

第二種技法稱為複述（Rephrasing），就是原封不動地重複說話者所說的內容。重複當事者所說的話，不僅能讓當事者覺得聽者把自己的話完整地聽了進去，重複重要的關鍵句也有助於整理談話的重點。

第三種技法是，將說話者所說的內容，換一種說法表示或是簡化內容。例如「你剛才說的是～嗎？」，或是「你今天談的是～對吧？」，只要像這樣換句話說或簡化內容，就能讓當事者明白，聽者正確了解自己想表達的內容。另外，這麼做也可以整理談話內容，避免當事者抓不到重點或語無倫次。

如果當事者糾正聽者「不是，有點不同」，而聽者再複述一次當事者所講的話，這樣不僅可以引發共鳴，也有助於整理談話內容。

跟人聊過天就會發現，當我們簡化談話內容時，有些人只要大意正確，就算用詞有些許差異，也會表示「沒錯」、「就是這樣」，然而有些人只要有一點差異，就會很介意地表示「不，你說錯了」。只要觀察這些反應，就能了解對方的氣質或性格。

前者的類型，算是共鳴性與協調性都很高，目光放在整體上而不在乎細部的錯誤。這種類型的人容易與人建立關係，也比較能夠維持信賴。後者的類型，則缺乏共鳴性與協調性，相當講究細節，不易與人建立關係與信賴。前者凡事都往好處想、樂觀進取，後者就算只是芝麻小事，一旦發生失誤或錯誤，往往就會對一切產生不信任感。這種時候，要是連我們都拘泥於細節，情況就會變得難以收拾，此外也常會導致對立激化。因此面對這種類型的人時，需要在細節上讓步，把目光放在整體上。

人開始改變時會發生什麼現象？

另一個原理則跟變化有關，根據經驗事實，人要改變時，會先透過言語表明自己有意改變。言語產生變化後，行動也會跟著改變。治療成癮症患者或繭居族時，經常可見到這種現象。

當事者的改變意願會越來越強烈，一開始只是淡淡地期待「如果能變成那樣就好了」，接下來會萌生出「想變成那樣」的念頭，下個階段則下定決心一定要變成那樣，再下個階段則會思考具體的改變方法。

而動機式晤談將這種表明自己有意改變現狀的言語，稱之為「改變的談話（Change Talk）」。動機式晤談的目的很明確，那就是增加、加強「改變的談話」。因為人就是從這裡開始改變的。

我們來看看實際的步驟吧。第一步先從帶著同理心傾聽，如實看待說話者的矛盾心情做起。此時要注意的是，有些情況乍看是兩難，但實際上並非兩難。

舉不敢去公司上班的情況為例，假設深入探究想去上班與不想去上班的兩難後，發現當事者是因為遭到上司斥責而自尊心受創，以及擔心自己再度失敗並遭到訓斥而感到壓力。

以這個情況來說，要不要去公司上班是表面上的兩難，更本質上的兩難則是自尊心會不會受創。當事者一方面想獲得上司的肯定來恢復自信，但另一方面又擔心，萬一去公司上班卻再度失敗的話，會讓自己受到更大的傷害。

這種時候，就算針對要不要去上班的問題，努力幫助當事者做出決定，也不會有什麼效果。針對不想再受到傷害，以及想再挑戰一次恢復自信的兩難來幫助當事者，反而比較能收到成效。

我們應謹慎地試探、鎖定真正的糾葛。只要有一點令人在意的地方，就詢問當事者「這是為什麼呢？」、「這是怎麼回事呢？」，進一步地深入探究。只要鎖定範圍，就能逐漸歸納出令當事者煩惱的問題究竟是什麼，釐清當事者真正的糾葛。

重視透露出變化的言語

釐清真正的糾葛後，下一步就是引導當事者以言語表明有意改變現狀，並加強言語的力道。一般人或許會覺得，言語只是掛在嘴上說說而已，但當事者能做出多堅定的決定，取決於當事者有多明確地表達自己的想法。

一如「不言實行」這句日文成語的意思，傳統的日本文化認為，把想法講出來是庸俗的行為，藏在心裡不講出來的才是真正的想法。

不過，這種時候更應該把自己心中的想法轉變成明確的話語，否則很快就會被狀況牽著走。

含糊其辭的風氣，其實在某個層面上也跟不願面對糾葛、粉飾問題的不良傳統有關。粉飾問題而吃虧的，大多是立場較弱的人。對於上位者的自私任性感到無奈，這種下位者只能忍氣吞聲的結構，在以前的社會是行得通的，但如今已漸漸不適用了。

社會逐漸偏向民主的個人主義，要求人們清楚說出自己的心情或主張。無法用明確的話語表達自己的想法，則被視為接受、滿足於現狀的表現。

想擺脫安於現狀的惰性並有所改變，需要很大的動力。表達明確意志的話語則是開路先鋒。如果連自己該走哪條路都不曉得，又怎麼可能產生動力。

事實上，努力改變現狀的人、努力克服困難的人、成就某件事的人，都能夠透過言語來表達自己的意志。筆者從沒聽過，有哪個人講不出自己想做什麼卻能成就大事的。克服困難並有所改變時，言語必定會產生變化。

引導變化的技法

釐清真正的兩難之後，下一個階段就是在面對兩難的過程中，引導出「改變的談話」。以下就介紹幾種在這種時候非常實用的技法。

第一種技法就是評量問句（Scaling Question）。

評量問句是將心情化為數值，用數字零～十來作答的方法。舉例來說，如果用零～十分來代表心情，想繼續工作的心情有幾分？想辭掉工作的心情有幾分？假如想繼續工作的心情有七、八分，就表示當事者其實很想去公司上班吧。相反的，假如想繼續工作的心情只有兩、三分，就表示當事者快要放棄了吧。

此時的重點是，別從否定的角度來看這個數字，應該從肯定的角度來分析。如果詢問當事者「為什麼不是零分，而是兩分呢？」，或許就能引導出當事者對公司的正面看法。

實際試過便會發現，這個方法有助於釐清自己的心情，從客觀的角度思考。假如原本是三分，現在變成四分，就表示當事者有了正面的變化，這時若詢問當事者「為什麼會變成四分呢？」，就能促使當事者意識到這個小變化。

小變化能帶來大變化，只要立刻對小變化予以正面的反應，就能使變化越來越大。

不過，有些人會覺得他人的期待是種沉重的負擔，聽者的正面反應反而會造成壓力。面對把期待視為沉重負擔的人時，應改用中立的說法，不要過度誇獎當事者或過於開心，這點很重要。只要用輕鬆的態度，回答當事者「這樣啊」、「太好了呢」就行了。

除了評量問句外，還有一種基本技法是，請當事者說出選擇各個選項時的好處與壞處，然後互相比較。寫在紙上的話會更一目了然。

歐美國家從以前就懂得用這個方法來幫助自己做出決定。例如查爾斯・達爾文（Charles Darwin）在猶豫自己到底該結婚還是保持單身時，就是使用這個方法，寫出兩者的好處與壞處並互相比較。如果選擇結婚就會增加各種束縛，無法像單身時那樣自由，但達爾文確信結婚的好處多過於壞處，最後便決定結婚。

曾擔任美國總統輔佐官的勞勃・麥納馬拉（Robert McNamara）在難以做出判斷時，也是使用這個方法寫出所有的好處與壞處，並且將之換算成數值來決定。當他還在經營汽車公司時就已採用這種做法，之後也一直沿用下去。

除了好處之外，也要面對壞處，互相比較之後做出決定，這樣決定就不會受到一時的情緒影響，而且具備持續性。

另外，詢問當事者「在你的人生當中，你重視的東西是什麼？」也是一種好方法。或者反過來詢問當事者「在你的人生當中，你最不想做的事是什麼？」也很有幫助。

假如當事者相當抗拒，遲遲看不到積極向前的「改變的談話」，這時不妨試試「假設問句」這個祕訣。舉例來說，你可以詢問不敢去工作的人：「如果能夠去工作，你想做什麼事？」或者也可以問：「如果你能夠去工作了，你認為是因為自己的哪個部分改變了？」假如當事者去公司上班，工作卻沒辦法順利做好，就可以問他：「如果能夠做好工作，你想怎麼做呢？事情變這樣，是因為改變了什麼嗎？」換言之，就是舉出遇到的困難，從已排除問題的角度反向思考。這個方法可以消除內心的抗拒，使當事者更容易往前邁進，以及促使當事者發現自己的不足。

最後，假如看得到一點點積極向前的「改變的談話」，就要立刻回饋當事者來強化談話的內容。最使常用的方法就是詢問當事者：「為什麼你會這麼認為呢？」另外，詢問當事者「若要達成那個目標，目前你能夠做的事是什麼？」，或是「若要完成那件事，你能夠想到什麼樣的具體方法？」，如此可以幫助當事者繼續前進。

動機式晤談是幫助他人做出決定、加強決策能力的方法，不過當我們有煩惱時或是迷惘時，這個方法也可以用來幫助自己做出決定。第一步先試著釐清自己內心的糾葛，最好盡量用明確的字句寫出來。相信你會清楚知道，自己正陷入想做的事與害怕的事兩者間的泥沼吧？接下來，用數字零～十來表示想做某事的心情，與恐懼某事的心情。然後，寫出做了某事時的好處與壞處、不害怕某事時的好處與壞處，再互相比較看看。

除此之外，寫下假如自己克服了恐懼的事，自己會怎麼做。

寫下在人生當中自己所重視的事，以及最不希望的事。

相信你會在這段過程中，逐漸釐清自己想怎麼做。

解決問題的方法

本章的前半段，介紹了以矛盾的兩難觀點來解決苦惱的方法，後半段就從如何解決苦惱的另一面——懸而未決的問題此一觀點，介紹迅速解決問題的方法。

話說回來，「解決問題」到底是什麼意思呢？自然科學或數學的問題，原本就有對應的答案。只不過，我們看不到那個答案。我們必須透過畫輔助線、使用顯微鏡等程序，才看得到看不見的東西。

但是，應用科學以及人生的問題，本身並沒有對應的答案。而所謂的解決問題，並不是發現早已存在的答案。儘管如此，我們依舊有辦法解決問題。這是為什麼呢？

這同樣是因為我們看到了之前看不見的東西。舉例來說，藝術家正在畫一幅圖，畫著畫著，畫作就在某一刻完成了。為什麼他知道畫作完成了呢？因為他在畫布上，看到了自己想畫的東西。繪畫大師與拙劣的畫家，兩者除了技術水準不一樣外，繪畫大師還能清楚看見自己想畫的東西，所以他才能毫不猶豫地下筆畫出精彩的作品。

人生的問題也很類似這種情況。人之所以會為了人生的問題而迷惘，並不是因為不知道解決方法，而是因為看不到自己要找尋什麼樣的解決方式。如果不知道終點在哪裡，再怎麼摸索與試錯，也只會令自己更加迷惘。

換句話說，若想解決問題，最快的方法就是弄清楚終點在哪裡。

接下來要介紹的焦點解決治療，正是根據這種看法，為了幫助人們迅速解決問題而發明出來的方法，最近廣泛運用在各種領域。這個方法也可以用來解決自己的問題。

能夠解決問題的兩個原理

焦點解決治療是由兩個原理構成。第一個原理就是前文提到的，藉由釐清終點來導出解決方法。不從原因或機制的角度來看待事情，而是以「想變成什麼樣子」、「想要什麼」的觀點來解決問題。

比爾．蓋茲就是從程式設計這項機制著手，開發出BASIC與MS-DOS，反觀史蒂夫．賈伯斯，則是根據「想要這種東西」的想像與欲望，發明了麥金塔電腦（Macintosh）與iPad。只要知道自己想要什麼東西，之後只要絞盡腦汁，想辦法做出那樣東西就好。也就是從「就做成這麼大」起步，而不是畫地自限，認定「絕對不可能做得這麼大」。就某個意義來說，這種做法會讓技術專家難過到想哭，不過卻能得到很棒的解決成果。

然而，大多數的人腦中塞了太多的成見與刻板印象，導致頭腦受到各式各樣的束縛。人生的問題也是如此。即使想這麼做，也會忍不住認為絕對沒辦法做到這種事。從你認為絕對沒辦法的那一刻起，你就真的沒辦法做到了。反正一定辦不到、反正一定沒辦法，這類現實的限制束縛著頭腦。答案就是被這些多餘的東西埋沒，我們才會看不到它。因此若想解決問題，就必須清除這些多餘的東西，搞清楚自己想得到什麼、終點在哪裡才行。

另一個原理則是，著眼於例外現象。例外現象是指，成見以外的現象、意料之外的現象。換句話說，例外現象中可能藏著我們沒注意到的真相或解決方法。

然而，大多數的人只想關注時常發生的事。就算發生了意料之外的事，也會忽略不去注意。

尤其是接連發生壞事的時候，更是只會去注意壞事。可是，就算看上去都是壞事，偶爾也會有好事發生。不過，因為只是偶爾發生，人很快就會忘記，目光只會放在其他的壞事上。但是，解決問題的關鍵或許就在於這種偶爾才發生的好事。即使現在正面臨不好的狀況，假如之前經歷過好的狀況，那裡應該有著能讓狀況再度好轉的線索。

能夠達成的目標是什麼？

那麼，接下來就為大家說明焦點解決治療的具體步驟。跟動機式晤談一樣，首先要傾聽，掌握問題。不過，不需要花太多時間去查明原因，不必觸及到內心的複雜糾葛。

應該先投注心力在具體想像，解決問題之後想變成什麼樣子。如何解決問題這點，也是之後再考慮。總之就是先詢問當事者「要是問題解決了，你想變成什麼樣子？」、「到時候，你會有什麼改變？」。

也就是說，所有的程序都是為了讓當事者的目標（終點）變得更加明確，而不是從解決方法的角度來思考如何解決問題。

雖然這種方法就跟詐欺沒兩樣，成效卻相當顯著。看來現實的變動似乎操之在我們。因此我們需要將「思考解決方法來解決問題」的想法，轉換成「只要決定正確答案，自然就能確定解決方法」的想法。面對巨大的複雜系統時，後者的想法比較有利吧？

要釐清目標（終點），就要隨時詢問當事者「想變成什麼樣子」、「想怎麼做」這些問題。不過，要是答案太不切實際，想達成就有困難也很勉強。總之，要不斷詢問當事者能夠達成的目標是什麼，這點很重要。

這種時候，動機式晤談也會使用的評量問句，就是非常方便的技法。

首先詢問當事者：「假如滿分是十分，你覺得現狀有多順利？」假設對方回答現狀只有三分，我們還是要給予肯定的回應。

然後再問：「那麼，達成所有目標的十分，是什麼樣的狀態呢？」

接著再問：「往上一級的四分，是什麼樣的狀態呢？要達成什麼目標，才能變成四分的狀態呢？」

我們可以透過這種問答方式，逐漸釐清能夠達成的目標。

奇蹟問句的威力

如果當事者十分抗拒，奇蹟問句（Miracle Question）可發揮相當大的力量，幫助我們突破心防。如同字面上的意思，這是一種假設「發生了奇蹟，問題得到解決」而向當事者提問的技法。

奇蹟問句有兩種使用方式。第一種是問「假如發生了奇蹟，問題得到解決，你會有什麼改變？」。第二種則是問「假如發生了奇蹟，問題得到解決，那是因為你的哪個部分產生了變化？」。後者的問法需要一點技巧。

舉例來說，你可以像這樣詢問當事者：「假設你下定決心要解決問題，當天晚上好好睡了一覺。結果睡著的期間發生了奇蹟，你的問題解決了。第二天早上醒來時，你還不曉得奇蹟發生了。請問你要如何得知發生奇蹟這件事呢？」

另一種重要的使用方式，就是提問尋找例外。也就是著眼於問題消失或減輕這類例外的情況，然後詢問當事者「當時為什麼會順利呢？」、「當時為什麼能解決問題呢？」。這也是非常有效的問法。

只要詢問這些問題，就能逐漸弄清楚自己希望如何解決問題。假如那是無法立刻達成的目標，就可以試著詢問當事者「若要達成這個目標，目前能夠立刻實行的事是什麼？」、「再上一級的可達成目標是什麼？」。

如果當事者談到想解決問題的決心或計畫，我們應予以肯定的反應，並更加具體地討論相關內容，這麼做有助於加強當事者的決心或計畫。

透過自問自答來解決問題

自行解決問題時，也可以運用焦點解決治療。這種時候，你可以按照下一頁圖中的三個階段來思考。

實際寫出來就能知道，自己的目標有多明確，或是依然模糊不清。只要搞清楚自己想抵達的終點，自然也能看到達成的方法。

這同樣是一道逐漸釐清自己在追求什麼、渴望什麼、朝向何處邁進的程序。如果要達成這個目標，就必須面對自己。不要模糊、粉飾問題，唯有正面面對問題，釐清自己的糾葛或尋求的答案，才能夠克服糾葛與考驗。

①你想變成什麼樣子？想要什麼東西？

②現在的你能夠達成的目標是？

③達成目標的具體方法是？

結語

本書以適應的觀點，探討了人生當中的各種困難與克服方法。而這似乎也是在思考，所謂的「活得像自己」是怎麼一回事。

說到底，所謂的適應，就是當事者能夠活得像自己吧？

因此，無論再怎麼忙碌，就算每天都被工作或生活追著跑，只要能夠活得像自己，當事者便會容光煥發、神采飛揚。即使再怎麼疲累，他也不覺得辛苦。

每個人都有自己的特色。活得像自己，便是當事者的特色在他所處的環境中能得到發揮。個人特色不僅取決於天生的遺傳特性，也跟自己與養育者建立的關係所培養出來的依附型態、在累積人生經驗的過程中形成的人格（Personality）有關。

當事者具備的特色是否能在其所處的環境中獲得發揮，似乎比當事者的負擔是大是小，更會影響當事者能否順利適應、發光發亮。

過去的醫療都是基於「找出疾病或是障礙，然後診斷、治療」這種觀念。但是，這種看法不適用於適應障礙。適應障礙是當事者的特性與環境的相互作用不良所引起的現象，就算當成疾病治療，也只是在跟幻影對抗而已。

真正需要的並不是治療疾病，而是設法調和當事者的特性與環境。除了要鍛鍊當事者的技能、矯正當事者對事物的看法外，調整當事者生活的家庭、學校或職場的環境，使其成為容身之處或發揮自身特性的場所也很重要。

筆者認為最重要的應該是周遭的支援，也就是成為安全堡壘給予當事者安心感，讓當事者能夠發揮潛力或特色，不至於被逼到走投無路。

今年春天，筆者在許多人的幫助之下，開設了一家小診所。目的是希望能在貼近自己的臨床現場，發揮累積至今的臨床經驗與各種技法，以及從發展障礙與人格障礙等疾患的治療中所學到的一切。開院當時，筆者格外重視的就是，努力成為受傷之人心靈上的「安全堡壘」。因為筆者認為，這是自己做得到的最妥善行動。

目前，筆者每天都透過面對每位患者心中的問題，從中學習到很多東西。而且，沒有一天不重新體認到人活在世上的苦悶、奇妙以及美好。相信遭受挫折的人或有某種障礙的人，一定也能把挫折或障礙轉化為力量，今後筆者也會繼續支援他們。

最後，筆者要借這個地方，向支援筆者每天的臨床活動與寫作活動的診所員工、願意透過治療與筆者分享人生的診所患者，以及時常幫助筆者的幻冬舍編輯部的四本恭子小姐表達感謝之意。除此之外，還要感謝任何時候都願意當筆者的「安全堡壘」、支持著筆者的酒井百合子小姐與朋友、父母及家人。

岡田尊司

二〇一三年四月

參考資料

《人生の意味の心理学　上・下》Alfred Adler著，岸見一郎譯，二〇一〇，アルテ／《個人心理学講義　生きることの科学》Alfred Adler著，岸見一郎譯，一九九六，一光社／《死と愛　実存分析入門》Viktor Emil Frankl著，霜山徳爾譯，一九六一，みすず書房／《夜と霧　ドイツ強制収容所の体験記録》Viktor Emil Frankl著，霜山徳爾譯，一九六一，みすず書房／《フランクル回想録　20世紀を生きて》Viktor Emil Frankl著，山田邦男譯，一九九八，春秋社／《愛着と愛着障害》Vivien Prior、Danya Glaser著，加藤和生監譯，二〇〇八，北大路書房／《成人のアタッチメント　理論・研究・臨床》W.Steven Rholes、Jeffry A. Simpson編，遠藤利彦等人監譯，二〇〇八，北大路書房／《母子関係の理論　新版Ⅰ・Ⅱ・Ⅲ》John Bowlby著，黒田実郎等人譯，一九九一，岩崎學術出版社／《シック・マザー　心を病んだ母親とその子どもたち》岡田尊司著，二〇一一，筑摩選書／《愛着障害　子ども時代を引きずる人々》岡田尊司著，二〇一一，光文社新書／《子どもの「心の病」を知る》岡田尊司著，二〇〇五，ＰＨＰ新書／《注意欠陥／多動性障害――ＡＤ／ＨＤ――の診断・治療ガイドライン》與ＡＤ／ＨＤ的診療・治療方針有關的研究會　斎藤万比古、渡辺京太編，二〇〇六，Jiho／《自閉症とアスペルガー症候群》Uta Frith編著，冨田真紀譯，一九九六，東京書籍／《成人期の広汎性発達障害》（専門医のための精神科臨床リュミエール23）青木省三、村上伸治主編，二〇一一，中山書店／《アスペルガー症候群》岡田尊司著，二〇〇九，幻冬舎新書／《発達障害と呼ばないで》岡田尊司著，二〇一二，幻冬舎新書／《パーソナリティ障害》岡田尊司著，二〇〇四，ＰＨＰ新書／《境界性パーソナリティ障害》岡田尊司著，二〇〇九，幻冬舎新書／《包括的ストレスマネジメント》Jerrold S. Greenberg著，服部祥子、山田冨美雄監譯，二〇〇六，醫學書院／《ストレス・マネジメント》Francis Macnab著，祐宗省三監譯，一九九一，北大路書房／《うつと気分障害》岡田尊司著，二〇一〇，幻冬舎／《評伝　ヘルマン・ヘッセ――危機の巡礼者上・下》Ralph Freedman著，藤川芳朗譯，二〇〇四，草思社／《脳科学者　ラモン・イ・カハル自伝――悪童から探求者へ》小鹿原健二譯，二〇〇九，里文出版／《あなたの中の異常心理》岡田尊司著，二〇一二，幻冬舍新書／《トム・クルーズ　非公認伝記》Andrew Morton著，小浜杳譯，二〇〇八，青志社／《本田宗一郎夢を力に》本田宗一郎著，二〇〇一，日經Business人文庫／《稲盛和夫のガキの自叙伝》稲盛和夫著，二〇〇四，日經Business人文庫／《ジェーン・フォンダ　わが半生　上・下》Jane Fonda著，石川順子譯，二〇〇六，Sony Magazines／《ピカソ　偽りの伝説　上・下》Arianna S. Huffington著，高橋早苗譯，一九九一，草思社／《サン＝テグジュペリの生涯》Stacy Schiff著，檜垣嗣子譯，一九九七，新潮社／《正伝　野口英世》北篤著，二〇〇三，毎日新聞社／《夢は、「働きがいのある会社」を創ること。》Paul Orfalea、Ann Marsh著，倉田真木譯，二〇〇六，Aspect／《新島襄の青春》福本武久著，二〇一二，ちくま文庫／《人を動かす対話術》岡田尊司著，二〇一一，ＰＨＰ研究所／《解決のための面接技法　第三版》Peter De Jong、Insoo Kim Berg著，桐田弘江、玉真慎子、住谷祐子譯，二〇〇八，金剛出版／《解決へのステップ　アルコール・薬物乱用へのソリューション・フォーカスト・セラピー》Insoo Kim Berg、Norman H. Reuss著，磯貝希久子監譯，二〇〇三，金剛出版／《インスー・キム・バーグのブリーフコーチング入門》Insoo Kim Berg、Peter Szabó著，長谷川啓三監譯，二〇〇七，創元社／《動機づけ面接法　基礎・実践編》William R. Miller、Stephen Rollnick著，松島義博、後藤恵譯，二〇〇七，星和書店／《認知療法・認知行動療法　治療者用マニュアルガイド》大野裕著，二〇一〇，星和書店／《人格障害の認知療法》Aaron T. Beck、Arthur Freeman等人著，井上和臣監譯，一九九七，岩崎學術出版社

Simon. Baron-Cohen, "Autism and Asperger Syndrome" Oxford, 2008

作者簡歷

岡田尊司 Okada Takashi

一九六〇年出生於日本香川縣。現為精神科醫師、醫學博士、作家。東京大學哲學系中輟。

京都大學醫學院畢業。後於該大學研究所從事研究，並活躍於人格障礙與發展障礙治療的第一線。目前是岡田診所（枚方市）的院長。

同時也擔任山形大學的客座教授，協助改善研究者與教職員的社會性技能及心理健康。

著作有《亞斯伯格症候群》、《邊緣性人格障礙》、《為什麼人無法入眠？》、《存在你身體中的異常心理》、《憂鬱與情緒障礙》、《不要說是發展障礙》（暫譯，以上皆為幻冬舍新書），《依戀崩壞》（暫譯，角川選書），《人格障礙》、《了解孩子的「心病」》（暫譯，以上皆為PHP新書），中文譯作則有《依戀障礙》（聯合文學）等等。

此外也以「小笠原慧」這個筆名從事小說創作，作品有榮獲橫溝獎的《DZ》、《掌中的蝴蝶》、《你是否聽見風的聲音》（暫譯，以上皆為角川文庫）等等。

國家圖書館出版品預行編目資料

壓力，努力撐過就好嗎？：該放鬆的也許不是身體，
而是你的情緒 / 岡田尊司著 ; 王美娟譯.
-- 初版. -- 臺北市 : 臺灣東販, 2018.11
259面 ; 14.7×21公分
譯自：ストレスと適応障害 つらい時期を乗り
越える技術
ISBN 978-986-475-822-7 (平裝)

1.適應障礙症

415.994 107017038

STRESS TO TEKIOSHOGAI by Takashi Okada

First published in Japan by Gentosha Publishing Inc.

This Complex Chinese edition is published by arrangement with
Gentosha Publishing Inc., Tokyo c/o Tuttle-Mori Agency, Inc., Tokyo.

壓力，努力撐過就好嗎？
該放鬆的也許不是身體，而是你的情緒

2018年11月1日初版第一刷發行

作　　者　岡田尊司
譯　　者　王美娟
副 主 編　陳正芳
特約美編　鄭佳容
發 行 人　齋木祥行
發 行 所　台灣東販股份有限公司
＜地址＞台北市南京東路4段130號2F - 1
＜電話＞(02) 2577 - 8878
＜傳真＞(02) 2577 - 8896
＜網址＞http://www.tohan.com.tw
郵撥帳號　1405049 - 4
法律顧問　蕭雄淋律師
總 經 銷　聯合發行股份有限公司
＜電話＞(02) 2917 - 8022